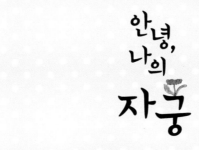

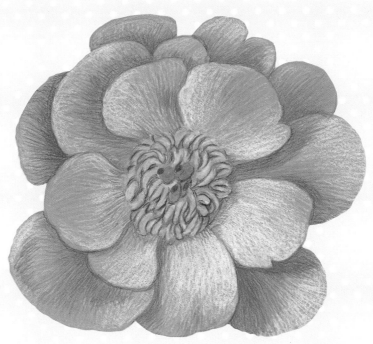

아프지 않고
오래오래 행복한
여자로 사는
건강법

안녕, 나의 자궁

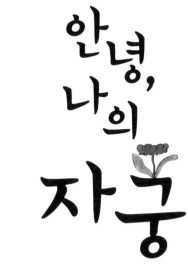

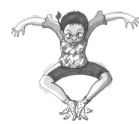

이유명호
(이유명호한의원 원장)
지음

나무를심는사람들

당신의 자궁에게
안부를 묻습니다

『나의 살던 고향은 꽃피는 자궁』, 그후 10년

나부터였다. 나부터 나를 몰랐다. 여자의 인권은 내팽개쳐진 시대에 태어나 아버지 눈을 따라 세상을 봤다. 반항은 못된 것들이나 하는 것. 나는 얌전한 '남자의 딸'이었고 조신한 '남자의 아내'였다. 여자에 대한 관심과 발언은 남자들의 전유물일 뿐, 의학조차도 남성 시각이 지배했다.

이 땅에 여자로, 한의사로 사는 것에 대한 경험과 각성이 책을 쓰게 했다. 당돌하고 발칙한 여성건강서 『나의 살던 고향은 꽃피는 자궁』으로 한국사회에 돌직구를 날렸다. 10년이 되었다. 건강부문 베스트셀러로 27쇄를 찍었고 중국, 일본, 대만, 태국 4개국에 수출되어 번역되었다. 이제 난

한국사회에 빚 없다 큰소리쳤다. 그러나 시간이 지날수록 책에서 마구 쏟아냈던 분노와 내가 이만큼 공부했어 하는 자랑질, 서툰 문장이 눈에 들어왔다. 부끄러웠다. 놀아도 일해도 개정판을 써야 한다는 숙제가 껌딱지처럼 붙어다녔다.

자판 앞에 앉았지만 좌불안석, 애꿎은 냉장고 문만 부산하게 여닫는다. 닥치는 대로 입에 넣다 보니 뱃속은 부글부글. 이때쯤 오염된 심신을 정화시켜줄 힐링푸드가 간절했다. 죄책감이 상쇄되고 온 몸에 힘이 날 것 같은 고향의 맛, 미역국이다!

미역을 빨래하듯 주물러 국간장 넣으면 땡. 끓는 냄새부터 아로마다. 몸이 좋은 건 먼저 안다. 사람이나 미역이나 고생 좀 해야 야물어진다. 파도를 견디며 자란 해초와 바다의 금金이 만난 미역국은 원초적 양수 맛! 엄마 핏물을 뽑아낸 따뜻한 양수에서 둥둥 떠놀던 생명의 기억. 잊은 게 아닐 것이다. 한 그릇 퍼먹으니 찌뿌둥한 몸이 확 펴진다. 언제 숙제 하기 싫어했나 의욕이 불끈 솟는다. 이 힘으로 나는 쓴다.

나는 비겁했다

월경통으로 침을 맞고 있는 환자. 누워서 말간 얼굴로 나에게 하는 말.

"선생님, 저는 성욕이 아주 강해서 힘들어요. 매일 자위 안 하곤 못 배겨요."

나는 급 당황. 이런 솔직한 말을 친구랑은 하지만 환자에겐 들은 적이 없다. 답을 해줬어야 했는데 아무 말도 못 했다. 그 여성은 다시 오지 않았다. 믿고 말했는데 조언은커녕 못 들은 척 묵묵부답인 내게 배신감을 느꼈을 것이다. 난 많이 비겁하고 모자랐다.

이렇게 당당한 환자가 있는가 하면 분명 자궁근종도 있는데, 그 얘긴 쏙 빼놓고 월경통, 두통, 변비, 더부룩함 등 변죽만 울리다가 마지막에 가서야 아참, 잊고 말을 못 했다는 듯이 묻는 경우도 많다. 성교통에 불감증 이런 건 더더욱……. 내가 점술가도 아니고 답답해 미치지만 안다. 이해한다. 자신을 솔직하게 드러내는 것부터 비난과 수치심, 위험을 감수해야 했으리라는 것을.

성 금기는 위선, 결핍과 억압은 병의 씨앗. 위선은 처녀막 재생수술로, 자존감 결핍은 소음순 늘어지고 흉하다고 성형수술로 이어진다. 남자에게 처녀처럼 보이게 가장하는 섹스법이 인터넷을 떠돈다. 첫날밤에 남편에게 과거를 고백하라고? 누구랑 사랑 나눈 것을 왜 사후 추인, 용서받아야 하나? 성욕, 자위, 처녀막, 남이 알 필요도 권리도 없다. 죄도 아니다. 비밀폴더를 만들면 은폐하느라 무진장 힘이 든다. 가면을 쓰고 살아야 한다. 비밀이 많으면 아프다. 몸에게 정직하자.

그 여성에게 사과와 함께 늦은 답이지만 이렇게 말해주고 싶다.

'성욕이 강한 건 생명 에너지가 펄펄 살았다는 거예요. 작가도 화가도 성 에너지가 없으면 작품 안 나와요. 그대가 뭘 하든 창조의 힘이 샘솟아 밀어갈 추동력이 될 거예요. 멋진걸요?'

나는 나의 1인 가족, 몸 공부로 보살피자

한국사회는 10년 전보다 별로 나아진 게 없다. 여성의 실력과 개성보다는 외모와 몸매, 다소곳한 태도로 간택 받는 게 교묘하게 더 심해졌다. 그 틈에 편승해 대놓고 들이대는 상술로, 빼고 다듬고 높이고 자르고 바르라고 미용과 의료산업은 열악한 경제력을 착취한다. 여자들의 사랑과 절망, 신음, 쓰라린 고통과 어두운 그림자. 몸과 마음이 멍든다. 외모지상주의는 남의 눈으로 나를 판단하게 하고 고분고분 말 잘 듣게 한다. 여성성을 폄하하고 억압하면 진정한 자아는 병들고 몸은 반항한다. 수치심과 열등감은 나를 망치는 자해 공갈단. 부디 헤어져주시라.

몸은 의사만 다뤄야 하는가? 공부는 입시에만 하고? 수능, 토익 점수보다 더 중요한 건 내 몸을 아는 것이다. 인생이란 생존과 생식이란 쌍두마차로 굴러가는 것, 몸 공부로 돌파하자. 남의 기대 부응보다 내 기쁨과 의미에 진심을 다하자. 몸에 깃든 선한 자아와 아름다움을 느껴라. 두려움을 떨치고 불안을 넘어서려면 껍질을 벗고 나를 확장시켜야 한다. 너그럽고 유연하게 나를 이해하고 인정하고 보듬고 존중하라.

『안녕, 나의 자궁』으로 그대들의 안부를 묻습니다

우리는 모두 팔랑귀다. 한수 가르쳐주고 싶어 미치시는 주위 분들 조언을 듣기 전에, 광고로 반짝했다 사라지는 고가식품, 비싼 무슨 버섯 복용보다, 손쉬워 보이는 비법, 도사말씀을 따르는 대신 몸부터 알자. 우리 몸은 경이롭다.

1부~3부에서는 월경과 임신 출산, 그리고 성생활, 환경 등 여자의 일생 전반과, 자궁질환을 비롯한 여성질환, 두통, 우울증, 비만, 탈모 등 신체와 질병에 대해 폭 넓게 다뤘다. 여자가 꼭 알아야 할 남자몸, 남자의 아픔에 대해서도 솔직하게 썼다. 4부에서는 나와 함께 몸 공부, 마음 공부를 하여 건강을 되찾은 다섯 분들의 속깊은 이야기를 소개했다.

여자를 위해, 여자를 사랑하는 남자를 위해 책을 썼다. 나는 뻔뻔해지고 싶다. 그래서 자신한다. 그 어떤 건강책보다 재미있고 유익하고 의료비도 아낄 수 있는 실용성도 빵빵하다고.

의료 민영화 바람이 거세다. 몸 살림 잘해서 호구님 되지 말고, 돈 아끼고 건강 챙기자. 필요한 부분만 골라 읽지 말고, 정주행해서 스스로 돌보는 건강한 남녀가 되고 딸, 아들에게 전수하길 바라본다.

사람이 온다는 건 한 사람의 일생이 오는 것

고마움 전할 분들이 아주 많다. 협진으로 같이 환자를 봐주고, 늘 의논을 해주는 안영옥 산부인과 샘. 출판을 맡아준 이수미대표, 최고의 편집자 권은경님, 어렵게 마음을 열어 4부 '동병상련, 아픔도 나누면 힘이 된다'의 공동저자가 되어준 랄랄라, 물들다, 쏘쿨, 사랑행복만땅, 은하수 다섯 분의 주인공들, 발랄한 삽화로 분위기를 한껏 살려준 장차현실님께 감사드린다. 몇 줄 쓰려고 300페이지 원고를 몽땅 읽는 수고를 기꺼이 감내해서 애정 어린 추천사를 써주신 양희은, 한비야, 정혜신님 덕분에 뒤표지만큼은 대한민국 최고의 책이 되었다. 더불어 자매애로 평생동지로 함께 가는 김선주, 서명숙, 오한숙희, 고은광순 등 십자매조직 여러분 모두에게 허리 굽혀 배꼽인사 드린다.

마지막으로 서울 마포 촌년 꽁지머리 여한의사를 열공시켜 키워준 환자분들께 이 모든 공을 돌린다. 이번 생에서 환자와 독자로 사람책을 펼쳐 보는 일은 어마어마한 인연이고 행복이다. 핏기 어린 아픔과 눈물, 한숨, 부서지기 쉬운 마음과 몸에 『안녕, 나의 자궁』으로 안부를 묻는다. 그대들을 사랑하고 응원합니다. 만세!

2014년 3월

이유명호

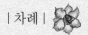

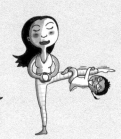
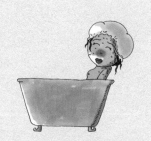

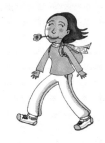

2부

애무하면 낫는다

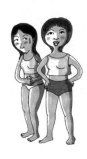

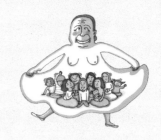

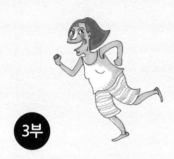

3부

쫄지마, 갱년기!

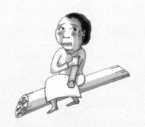

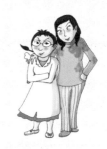

4부

동병상련, 아픔도 나누면 힘이 된다

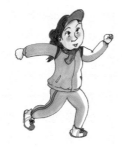

1부

여자몸,
제대로 알자

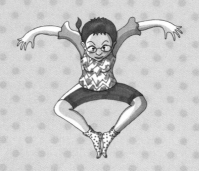

여자몸은
육장육부

여자몸, 남자몸

남자몸은 일하기 좋게 근육을 붙이고 성기를 밖으로 빼서 쉽고 정확하게 정자를 운반하게 만들어졌다. 여자몸은 가슴엔 유방, 복부 깊숙한 곳에는 성기와 자궁을 내장하고 근육 대신 보온단열재인 지방으로 소중하게 감쌌다. 비싸고 귀한 옵션이 많아 고급형이다 보니 까다롭고 잘 아프고 신경도 많이 써야 한다.

　여자에게는 난소와 질뿐만 아니라 남자에게는 없는 자궁이라는 장부가 있다. 자고로 귀한 것은 허술히 간수하지 않는 법. 몸속 깊이 소중하게 자궁을 배치하였다. 생명을 만들고 키워내는 일은 고도로 정교하고 정확한 시스템과 기능을 필요로 한다.

단 한 개의 수정란을 열 달 동안 자궁에서 키우면 무려 2조 개의 세포를 가진 아기가 태어난다. 경이롭다. 아이는 엄마 자궁에 빨대처럼 굵은 혈관을 꽂아 피를 받아먹으며 무럭무럭 자란다. 전 인류는 자신의 몸에서 피를 나누어준 엄마와 자궁의 넓은 아량 덕에 존재하는 것!

모성애란 결국 자신에게도 소중한 피를 아낌없이 주는 것이다. 엄마들이 진짜 피를 물려주는 혈통의 주인공. 반쪽 씨 외엔 주고 싶어도 피한 방울 줄 수 없는 아빠들은 아기를 품에 안은 것에 감사하며 피눈물 나는 부성애로 보답해야 하리라.

빼빼로데이에 조카 정은이가 제 엄마에게 하는 말.

"내일이 빼빼로데이라 과자 사왔는데, 엄마 거를 조금 더 큰 거 샀어. 왜냐하면 아빠가 우릴 만들어줘서 고맙긴 한데, 우리는 엄마 뱃속에서 나왔고 더 많은 시간을 같이 있잖아."

박노해 시인은 말했다. 여자와 어린아이가 없는 곳은 지옥이라고.

'여자와 남자를 차별하여 부르지 않는 하나님의 이름으로', '깨달은 부처의 자비로' 세상의 모든 어미 아비에게 축복 있기를.

자궁은 나의 힘이요 자존심

손가락을 오므려 주먹을 쥐어보라. 무게 60g, 길이 7cm의 자궁은 주먹만한 깔때기 모양이다. 임신하면 자궁 속 부피는 500배나 커진다. 출산

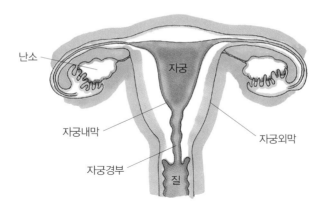

난소
자궁
자궁내막
자궁외막
자궁경부
질

후에는 씨줄 날줄이 오므라들듯 근육의 압축 프로그램이 작동해서 출혈을 멈추며 크기가 작아져 원래대로 돌아간다. 이렇게 수백 배로 커졌다가 찢어지지도 않고 제자리로 돌아가는 장기가 또 있는가?

자궁은 단순한 아기집이 아니라 호르몬과 단백질, 지방, 당분 등을 합성하고 프로스타글란딘을 만들어낸다. 놀라운 일은 계속된다. 자궁내막이 허물어지는 월경과, 배아가 자궁을 날카롭게 파고드는 착상 과정엔 고통과 희생이 따른다. 그래서 자궁은 베타 엔도르핀, 디노르핀 같은 천연 진통제도 만들어낸다. 지극히 정교하고 고도로 지적인 장기.

자궁은 단순무식한 근육인 줄 알았더니 힘도 세고 지혜도 짱!

자궁, 들어내면 그만?

조용하고 말수가 적은 40대 채선생. 정장 차림으로 서 있는 직장생활만

20년. 얼굴이 달아오르고 다리가 저리고 뭉쳐 치료를 받으러 왔다. 아랫배는 늘 뻐근하게 뭉쳐 있어 힘들다고 했다. 복진을 하다가 배의 수술 자국을 보고 근종이 있었냐고 물었다.

"아니요. 혹은 하나도 없었고 깨끗했어요. 그런데 오랫동안 아랫배가 아프고 묵직하고 밑이 빠지는 것 같아서 들어냈어요. 자궁이 없으면 괜찮을 줄 알았는데 배 아픈 건 여전해요."

"수술 후에는 어떨지, 후유증은 어떤지 물어보셨어요?"

"늘 자궁 있는 데가 아프니까 당연히 들어내면 다 나을 줄 알았지요."

고개를 젓는 그녀의 얼굴은 복잡한 감정 때문인지 수치심 때문인지 빨갛게 달아올랐다.

'말도 안 돼'라는 소리가 내 목구멍까지 올라왔다. 이럴 때 정말 화가 난다. 자궁과 난소를 잘라내면 조기폐경으로 안면홍조, 성생활장애, 심혈관질환과 골다공증의 위험에 노출되기 쉽고 노화가 빨리 진행된다. 자궁 상실감으로 인해 우울증도 올 수 있다. 자궁에 문제가 생겼다고 들어내면 그만인가?

여자몸은 육장육부

창세기에는 "아담이 혼자 있는 것이 좋지 않으니 그의 일을 거들 짝을 만들어주리라"고 씌어 있다. 아담의 갈비뼈를 빼서 이브를 만들었다는 성경을 굳게 믿었던 16세기, 이탈리아 파도바 대학의 베살리우스 교수는 인체를 해부해서 여자와 남자의 갈비뼈 수가 똑같다는 것을 보여주었다. 사람들은 경악했다.

역사 이래로 남성은 여성의 생산 능력을 시기하고 폄하하였다. 정치와 종교는 여성의 존엄과 진실을 왜곡 은폐하고 아이 낳는 씨받이로 취급했다.

티베트 불교에서는 여성이 어머니가 되는 것은 위대하나 수행으로 깨달음에 이르기에는 피 흘리는 몸이 장애가 된다고 하였다. 텐진 빠모 스님은 "나는 여성의 몸으로 붓다가 되리라"는 서원을 품고 5000m가 넘는 히말라야의 설산 동굴에 들어가 12년간 수행했다. 깨달음이란 마음의 문제이지 육체의 차이는 아무 장애가 되지 않음을 보여준 것이다.

여자는 자신의 반쪽 씨에 남자의 반쪽 씨를 보태 열 달 동안 피로 길러 완전한 생명으로 만들어내는 창조자. 나는 오장육부에 자궁을 추가하여 여자는 '육장육부'라고 자랑한다.

정력제는 여자에게

꽃은 나무의 생식기. 소음순처럼 촉촉하게 벌어진 꽃잎 속에서 암술은 클리토리스처럼 발기한다. 벌레가 날아와 꽃가루를 선사하면 씨방은 배가 통통하게 불러온다, 자궁처럼. 여자는 꽃대궐 속의 궁주宮主이며 씨앗의 어머니. 씨앗 자子를 아들 자라고 우기지 마시게.

자궁은 평생에 걸쳐 혈액의 파도가 몰아치는 파란만장한 일생을 보낸다. 30여 년 동안 자궁내벽이 수백 번 두꺼워졌다가 떨어져 나가는 월경의 순환주기가 벅차게 반복된다.

임을 만나 뽕을 보고 임신姙娠을 해서 자궁子宮의 정기精氣로 아기를 길러낸다. 그러므로 정력제精力劑는 남자에게만 중요한 게 아니고 평생 월경하며 아기를 키워내는 여자들한테 꼭 필요하다.

자궁근육에 튼튼한 탄력을 붙여주고 충분한 혈액이 밀물처럼 차오르고 씻겨 나가게 하려면 어떻게 정력을 보충해줄지 궁리해보자. 일생 동안 다달이 피로써 경전을 쓰느라 자궁은 힘들고 지친다. 궁주들에게는 대영전(大營煎, 크게 영양을 주는 탕액)으로 보補함이 제격이리라.

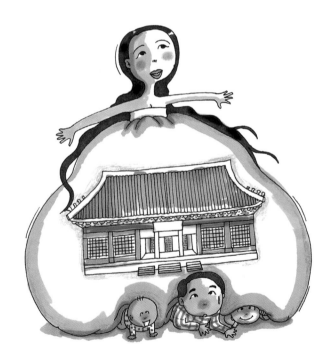

호박물만 먹지 말고 보약 챙겨 드시게

아이 낳아보라. 뼈를 다 녹여 아기 뼈대를 만들고, 몸에서 진액을 쏟아내니 휘청휘청 허당이 된다. 치아는 흔들리고 손목 발목 시큰거리는 산후허탈증에 호박물만 마시라고? 모유수유 걱정 말고 만사 제쳐놓고 자궁회복제 보허탕補虛湯을 챙겨 먹어야 한다. 약 한 첩 안 지어준다고 시집, 친정, 남편 둘러보며 원망해봐야 자기만 손해다. 그대, 아기 엄마여! 자신부터 잘 돌봐야 아기도 키울 수 있다.

아내 몸조리 해주다 코피 터진 남편. 산모가 찬물에 손 넣으면 안 된다고 기저귀 빨래에서 설거지까지 도맡아 했다. 잇몸이 부실해지니 딱딱한 거 씹으면 안 된다고 자기 엄마에게 배운 대로 깍두기 잘게 썰어놓았다. 아기 때문에 아내 밥 굶을까 봐 미역국도 데워놓고 출근했다. 낮에는 직장, 밤에는 산모와 아기 목욕까지 거드니 한 달 만에 코피가 펑. 은후와 은준이 아빠 이야기다. 아기이름 어떤가? 시아버지가 지으신다는 걸 시어머니가 "당신이 뭘 아냐"고 말리시며 나에게 의뢰했다. 20년 뒤에도 트렌디한 멋진 이름 아닌가!

궁주마마들이시여, 정력제 드시고 힘내셔야 하옵니다.

출산 후 몸조리도 때가 있는 법

자궁은 복부와 골반근육의 지지를 받으며 인대들이 골반벽에 매달려 있다. 그넷줄 같은 인대라도 무거운 아기를 오랫동안 지탱하려니 늘어날 수밖에 없다. 지름 10cm의 아기 머리와 어깨가 나오려면 자궁경부와 질도 늘어나야 한다. 아기 머리가 나올 때쯤, 찢어지는 것을 막기 위해 산부인과에서는 회음절개를 한다. 아기 낳으면 산모들은 상처가 아파서 잘 앉지도 못하고 변 볼 때도 고역.

출산 후에는 자궁 크기가 줄어들며 인대와 자궁이 원위치로 돌아가야 하기 때문에 몸조리와 산후체조가 필요하다. 아기 안기, 들기, 업기, 아랫배에 힘이 쏠리는 빨래나 일을 하며 큰 힘을 쓰게 되면 골반관절과 자궁인대의 회복이 늦어진다. 옛날 어머니들은 쪼그려 김매고, 광주리 이고 아기 업고 다녀서 자궁과 질이 밑으로 처져 고생한 분 많았다.

이를 막기 위해 출산 후 충분한 휴식과 몸조리, 체조를 해야 한다. 이론이야 그렇지만 아기 낳아봐라. 일의 양은 적어도 다섯 배로 늘어난다. 하루 종일 안았다 내려놨다 젖 먹이고 업어주다 보면 아랫배에 힘이 쏠리게 마련. 골반의 천장관절은 느슨해졌지, 뼈와 근육과 인대는 약해졌지, 일은 많으니 산모들은 삼중고三重苦. 자궁도 근육이다. 근력이 떨어지면 기혈을 보충해줘야 한다. 모든 것은 다 때가 있는 법. 애 다키워 한숨 돌리고 나서 몸조리하려면 이미 늦다.

자궁 질 근육 강화 체조하기

더 속썩는 것은 남편들의 성적 불만. 젖먹이 때문에 밤잠도 못 자고 진

빠지는데 다 큰 어른이 보챈다. 한 달쯤 지나면 남편의 잠자리 요구가 시작되는데 아내의 질은 느슨하고 헐겁게 느껴지니 실망을 금치 못한다. 두세 달이 지나도 별로 쫀쫀해지는 것 같지 않고 안에서 조이는 내조가 형편없다고 불평이다. 자기의 성기 크기와 박력 부족은 생각지 않고 '허공에 막대기 휘젓는 것' 같다거나 '하발통'이라서 걸리는 것이 없다고 투정이다. 남편들이여, 좀 회복할 시간과 여건을 만들어주소!

힘들게 애 셋 낳은 환자의 하소연.

"예쁜이 수술을 해야 남편이 바람 안 피운다고 그러는데 망설여져요. 하고 나서 질액도 안 나오고 아프기만 해서 너무 고생이라는데……."

기쁨과 쾌락을 추구할 권리는 분명히 있지만 자신을 도구처럼 다루는 것은 몸에 상처로 각인된다.

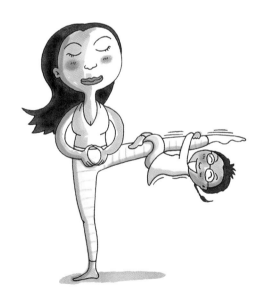

출산 후에는 애프터서비스 차원에서 골반 근력과 자궁 처짐 방지를 위해 체조를 해보자. '케겔 운동'은 질근육을 조이니 가벼운 요실금은 물론이고 남편 바람기도 두렵지 않다.

여섯 살, 세 살배기 두 아이 엄마의 실전기. 애 키우고 살림하느라 몸 수습 안 하다가 정신이 퍼뜩 들어서 케겔 운동을 시작했단다. 열심히 두 달쯤 하고 났더니 질근력이 부쩍 는 것 같았다. 어느 뜨거운 밤, 갈고 닦은 실력이 얼마나 되는지 눈을 질끈 감고 '힘모아 힘줘'를 했더니 쑥 하고 빠지더란다. 뭐가? 열심히 작업 중이던 남편의 콘돔이 벗겨진 것. 허걱. 이 정돕니다.

바로 도전해보세요. 건강과 자신감은 물론 부부 사이도 더할 나위 없이 좋아집니다. 책 사신 분은 이것만 실천해도 본전은 뽑습니다. 오히려 유능한(?) 아내가 정력제 먹고 질 헬스해서 바람날까 봐 남편들이 한눈 못 팔고 더 잘할 거예요.

골반 근력은 어떻게 키워요?

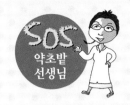

● — 누워서 엉덩이 들기

1. 반듯이 누워서 무릎을 세우고 엉덩이를 천천히 들어올립니다.

2. 오래 버텼다가, 쉬고 반복하세요. 이때 책과 신문도 읽으면 1석 2조.

이 체조는 골반내장을 지탱해주는 항문올림근, 치골직장근이 위로 당겨져 자궁과 내장하수, 치질, 탈항에 효과적입니다. 게다가 복직근, 대둔근, 미근, 대퇴사두근 등이 조여져서 복부, 엉덩이, 허벅지 살이 골고루 빠지고 탄력 있어진답니다.

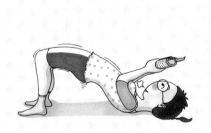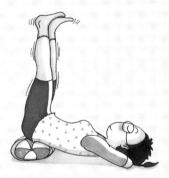

● — 누워서 다리 올리기

1. 엉덩이 밑에 베개를 받치고 반듯이 누운 후 무릎을 세우고 쉬세요.

2. 두 다리를 한꺼번에 높이 들어 멈춥니다.

3. 다리를 흔들어주는 모관운동도 같이 하세요.

모관운동은 혈액순환이 잘되도록 모세혈관이 집중되어 있는 팔다리를 자극하여 몸통, 심장 쪽으로 혈류가 돌아오게 하는 운동입니다.

● ― 케겔 운동

골반 바닥을 이루는 요도에서 질, 항문으로 이어지는 치골미골근과 요도 조임근을 수축시키는 방법입니다. 대소변을 참을 때 사용되는 근육들이죠. 소변 볼 때 힘을 줘서 흐름을 끊어보세요. 배변 후나 공복 때 치골미골근을 수축하고 5초간 힘을 줍니다. 하루에 50번 정도 하면 좋아요. 무릎을 벌리고 하면 운동효과가 크답니다. 평생 꾸준히 하면 요실금 예방도 됩니다.

생명 주머니
난소

난소와 함께 일생을

난소는 진주 같은 난포 알갱이들을 담고 있는 울퉁불퉁한 회색 주머니. 겨우 3.5g 금 한 돈 무게로 양쪽을 합쳐야 7g이지만 여성의 일생 동안 창조와 아름다움을 주는 마르지 않는 샘이다. 난포에서 탱탱하게 잘 영근 난자가 콩깍지처럼 터져 배란이 된다.

사춘기가 되어 지방이 축적되면 난소는 호르몬을 분비해서 골반은 넓어지고 음모가 나고 지방층이 두꺼워지고 피부는 촉촉, 유방이 부풀기 시작한다. 이어서 에스트로겐, 황체호르몬 분비로 배란과 월경이라는 월간 드라마를 시작한다.

호르몬은 혈액이나 체액을 타고 흘러가서 대사를 자극하고, 팅커벨의 금가루처럼 화학변화를 일으킨다. 난소에서 만들어내는 호르몬은 에스트로겐, 프로게스테론, 안드로겐, 테스토스테론 등 수십 종이나 된다. 호르몬은 지하철 순환선처럼 한 달을 주기로 돌아간다. 무려 30~35년간 완경할 때까지.

배란은 근육과 힘을 희생한 대신 엄청 공들여 귀중한 난자를 만들어내는 것. 정자는 사춘기 때부터 생산되지만 여자는 태어날 때부터 난모세포를 가지고 있다. 불씨를 꺼뜨리지 않듯이. 임신 20주, 겨우 바나나 크기의 태아는 이미 난소에 600만~700만 개의 씨앗을 가지고 있다. 사춘기가 되면 솎아져 30~40만 개로 줄어든다. 이윽고 초경 이후 완경까지 양쪽 난소에서 교대로 한 개씩 성숙해서 35년 동안 400여 개 배란

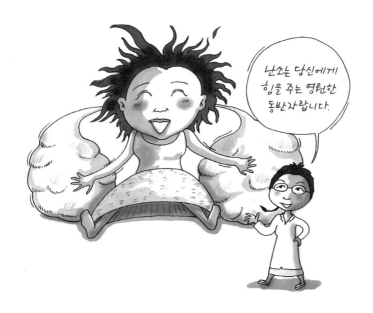

난소는 당신에게 힘을 주는 영원한 동반자랍니다.

이 된다. 그중의 하나가 수정되어 태어난 아기가 바로 당신, 그리고 나. 우주적 로또 당첨!

정자는 유전정보의 반을 머리에 담고 헤엄칠 꼬리만 달면 되므로 억 개씩도 만들 수 있다. 그러나 난자는 유전자뿐만 아니라 수정란의 엔진 과 영양물질까지 내장해야 하기 때문에 정자보다 천배나 크고 만배나 무겁다. 정자에 비해 만들기 어렵고 비용도 많이 들어 평생 400~500개 정도만 배란을 하는 이유다.

배란 때 안드로겐 농도도 절정에 달한다. 남성호르몬으로 알려진 안 드로겐은 성욕과 같이 본능적인 욕망 호르몬. 이것도 난소에서 완경을 전후로 해서 많이 만들어진다. 인생의 후반기, 안드로겐은 지방조직에 서 에스트론으로 바뀐다. 풍만한 여자의 지방은 노화를 막아주고 뼈건 강을 도와주는 몸의 지혜. 놀랍고도 기쁘지 아니한가.

뇌와 난소의 기능 조율

스스로 무배란이라고 자가진단을 내린 젊은 여성.

"생리가 늦어져 걱정이에요. 제가 배란기에는 배가 더부룩하고 분비 물도 좀 달라 언제쯤이 배란인지 느낄 수가 있거든요. 그런데 이번에는 증상이 없어서 무배란 같아요. 생리촉진제 같은 걸 맞아야 하나요?"

"평소에도 주기가 자주 변했나요? 혹시 지난달 무슨 변화나 신경 쓸 일이 있지 않았어요?"

"원래 28일 주기로 딱딱 맞아떨어지는 편인데, 벌써 40일이 지났는데 안 하네요. 출장 갔다 오느라 시차 등으로 몸이 좀 힘들었어요. 요즘 야근이 계속돼 무리가 오는데 생리까지 속을 썩이니 걱정이네요."

"난소는 뇌하수체와 면역계, 신경계 등의 정보를 받아 몸 전체의 컨디션을 파악해서 배란을 할 건지 늦출 건지 쉴 건지 지혜롭게 결정해요. 지쳐 있거나 스트레스가 있을 때는 늦춰요. 체력이 떨어지면 배란이나 월경으로 피 흘릴 여유가 어디 있어요. 뇌 피로가 난소로 이어져 연쇄반응이 오는 거지요."

"그럼 촉진제 맞지 않아도 돼요?"

"몸을 산술적으로 생각해서 늦으면 병이라고, 생리가 속 썩인다고 안달복달해요. 늘 탓하고 자기 처벌할 궁리만 하죠. 얼마나 힘든지 몸의 입장에서 생각해보자고요."

월경은 배란 이후 착상을 준비했다가 허무는 마지막 결과. 생존이 힘들면 몸은 생식을 늦춘다. 건너뛴다. 아기를 많이 낳았던 옛날 엄마들은 임신, 수유로 자궁과 난소를 거의 10년 정도 쉬게 해주기 때문에 여성암에 덜 걸렸다. 호르몬 주기도 숨을 돌리고 난소와 자궁도 에너지 충전.

난자와 나팔관

세포 중에서 난자는 가장 크고 완벽한 공 모양. 지구를 닮았다. 정자보

세포질

핵

다 천배나 큰 이유는 핵 속에 염색체 23쌍이 들어 있고, 영양이 가득 찬 세포질과 그 속에 미토콘드리아라는 발전소가 수백 개 있고, 여기에 모계로만 유전하는 유전자가 더 들어 있기 때문이다.

난자의 지름은 0.1mm로 작은 마침표만한 크기라서 눈에 보일 정도지만 정자는 훨씬 작다. 난자가 커다란 냉장고라 한다면 정자는 그 속에 든 달걀 정도라고나 할까. 『생명이 있는 것은 다 아름답다』, 『여성시대에는 남자도 화장을 한다』 등 성생물학 저서를 쓴 최재천 교수는, 전자현미경으로 보면 커다란 난자 표면에 달라붙은 정자 모습은 달 표면에 내려앉은 우주선 같다고 했다.

말미잘처럼 나팔관의 분홍색 촉수가 난소 표면을 더듬어 어느 난포의 난자가 익었는지 찾아낸다. 골반강에 팔을 뻗어 난포에서 터져 나오는 난자를 받아낸다. 촉수 같은 돌기들이 무수히 나 있는 나팔관은 진공청소기의 흡입관처럼 난자를 수정이 이뤄지는 팽대부로 빨아들인다. 난 또 감동받았다.

여러분! 거들 착용과 다리 꼬기, 소변 참기, 변비로 배를 압박하고 있으면 나팔관이 이런 묘기를 부리기가 어려워집니다요.

잠자는 숲속의 난소 깨우기 — 다낭성 난소증후군

월경불순에 심하면 몇 달씩 건너뛰는 무월경을 나는 '잠자는 숲속의 난소'라고 부른다. 우리 몸은 생식과 생존 시스템이라는 두 바퀴로 굴러간다. 생존은 뇌, 심장 등 내장기관과 근육 골격계가 움직여서 먹고 자고 일하고 노는 생명 활동. 생식도 역시 뇌시상하부의 지시를 받아 뇌하수체의 '배란 좀 해!'라는 호르몬의 자극으로 난소가 공들여 난자를 익혀내는 일로 시작된다.

난소는 '내가 배란할 테니 너는 내막을 부풀려 착상을 준비하라'고 자궁을 자극한다. 수정이 안 되면 부풀었던 내막은 월경으로 떨어져 나가고. 만약 임신하면 배란과 월경은 멈추고 자궁은 아기 키우는 일에 전념. 출산하면 자궁은 수축하며 난소와 함께 조용한 휴식을 갖는다. 그동안 뇌하수체는 유방을 자극, 젖을 나오게 하고 수유가 끝나면 다시 난소를 자극한다. 이렇게 배란과 월경의 순환주기가 30~40년 동안 반복된다. 굉장히 복잡하고 정교한 일.

생식 시스템의 균형이 깨지거나 문제가 생기면 과소월경, 월경불순, 배란장애, 다낭성 난소증후군, 무월경 등이 온다. 그러면 임신이 어렵고 심하면 조기폐경도 올 수 있다. 호르몬 균형이 깨지거나 자궁내막이 안

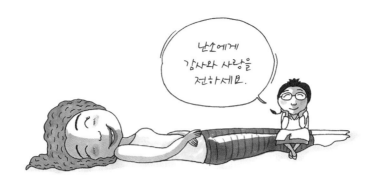

좋아도, 난소에 염증이나 낭종이 생긴다. 급격한 다이어트나 체중과다도 몸은 비상사태로 받아들여 월경부터 중단시킨다. 심한 운동과 훈련, 업무 스트레스, 밤을 꼬박 새는 직업에 오기 쉽다. 비혼 여성들은 무심하거나 방치하는 경우가 많다. 그런데 결혼이라도 해보라. 아기 낳으라는 주위의 압박과 성화 시작된다.

30살이 다 되도록 1년에 1번, 많이 하면 3번 하는 전선생. 그동안 산부인과 순례는 여러 군데. 생리유도 주사를 맞아도 그때뿐. 초음파에는 다낭성 난소(난포 1개가 크고 멋지게 자라지 못하고 미성숙 난포가 자잘하니 다닥다닥)가 보였다. 월경처럼 여겨지지만 배란이 없는 출혈을 한 것.

월경불순, 무월경, 다낭성 난소증후군은 시간 많은 20대 때 치료해둬야 한다. 충분한 설명과 함께 결혼 전이니 한방치료는 생식기능의 기혈순환을 돕고 자궁과 난소의 기능을 조절하는 충임맥衝任脈을 활발하게 해주는 걸로 시작했다. 성호르몬을 자극하는 햇볕 쪼이며 걷기와 체중 조절도 병행했다.

"잠자는 숲속의 난소는 무작정 왕자님만 기다릴 게 아니에요. 뇌 피로를 풀고 여성성을 높이고 난소에 힘을 줘서 깨어나게 해야죠. 야한 영화도 소설도 많이 보면 좋아요"라고 얘기했다. 이렇게 반년쯤 지나자 임신이란 소리에 깜놀! 사귀던 애인과 월경도 하기 전 첫 배란에 아기가 생긴 것. 세상에 이런 일이. 그 뒤로 일사천리 결혼식 올리고 아기를 낳았다.

월경은 우리 여자들의 몸과 마음상태를 나타낸다. 뇌를 혹사하고 가슴을 멍들게 하면 몸의 고통과 억압은 월경으로 표현된다. 자궁과 난소가 전하는 메시지에 귀를 기울여라. 소녀 같은 미성숙한 난소에 생기를 불어넣어 메마른 자궁을 부풀게 치유의 에너지를 주자.

여성임을 자각하고 긍정하는 힘과 알콩달콩 연애와 나이스한 섹스도 좋다. 로맨스 소설과 영화로도 성적 에너지를 보충하라. 생존이 힘들면 생식은 억압당한다. 고민 많고 과로에 잠 박탈에 스트레스 만빵인 젊은 청춘들은 밥부터 규칙적으로 먹고 잠 빚을 갚길. 만사 제치고 뇌부터 생식회로를 챙겨야 난소가 생기충만으로 크고 멋진 egg를 만든다.

난소낭종과 불임치료

배란이 되면 난소에서 난포가 터져 난자가 골반강으로 튀어나온다. 배란 과정 중에 1~3cm 정도의 작은 낭종들이 만들어지기도 하는데 이는 배란 과정의 일부로 자연스런 현상이다. 작을 때는 병적이지 않으나

지름 4cm 이상의 낭종이 생기면 몇 달 지켜볼 필요가 있다.

난포가 난자를 배출 못하고 계속 커지면 통증도 생길 수 있다. 성급하게 수술을 하려 말고 경과를 지켜보며 치유의 에너지를 주어야 한다. 낭종의 내용물은 유액, 혈액이나 세포조직들인데 한의학에서는 향부자를 넣은 청포축어탕清胞逐瘀湯으로 골반강의 어혈과 담음을 풀어서 말리는 치료를 할 수 있다.

불임증으로 치료받던 재일교포. 남편이 외아들인 데다 시부모가 나이 드시고 편찮으셔서 아기를 몹시 바라던 차였다. 일본에 살던 그녀는 교사인 남편과 함께 치료를 하러 아예 한국으로 들어왔다. 그녀는 초등학교 때 심한 복막염을 앓아서 이미 한쪽 난소를 떼어냈다. 한의원에 왔을 때는 남아 있는 한쪽 난소에도 물혹이 크게 생겨서 배란이 안 되는 기가 막힌 상태였다. 일본에서 검사란 검사는 모두 하고 왔으니 최선을 다해서 한·양방 치료를 같이 하기로 약속을 했다.

산부인과에서는 배란을 유도하는 치료를 하고, 나는 자궁을 따뜻하게 하고 낭종을 말리는 치료를 침과 약으로 하였다. 늘 조용히 와서 자기 자리라고 찜해놓은 창가 쪽 침대에 누워 침 맞기를 6개월 정도 하자 난소 물혹이 작아지고 배란이 됐다.

"선생님, 배란이 딱 한 개 돼서 보니까 되게 크고 둥글어요. 인공수정을 했는데 이번에 안 됐어요" 하며 명랑하게 웃는다.

"와, 좀 섭섭하지? 그래도 배란이 된 게 기적이야. 자기가 열심히 노력하니까 다음엔 잘될 거야."

물꼬 트기가 어렵고 말문 열기가 힘든 거지 일단 한 번 되기 시작하니까 다음번에는 무려 세 개가 배란되었다. 하지만 임신에는 성공하지 못했다.

1년쯤 되어가던 어느 날 그녀가 속이 메슥거린다며 체했나 보다 전화를 했다. 들르라고 했더니 소화 잘되게 침을 놓아달란다. 그녀의 등을 떠밀어 협진 산부인과에 임신검사를 하러 보냈다. 잠시 후 얼굴이 붉게 상기되어 들어섰다. 임신수첩을 든 손이 벌벌 떨리고 있었다.

"선생님, 제가 임신했대요. 메슥거린 게 입덧 맞대요. 인공수정도 실패했는데 저절로 되다니……."

눈물을 글썽이며 목이 메어 말을 잇지 못하는 그녀를 끌어안고 토닥토닥. 임신 후 그녀는 시아버지 병환 때문에 부른 배를 안고 서둘러 출국을 했다. 나는 그녀에게서 후지 산이 그려진 빨간 주머니를 선물 받아 한의원 벽에 오랫동안 걸어두었다. 일본에서 또 저절로 자연임신이 되어서 둘째를 낳았다고 한다.

꽃마을한방병원 강명자 선배에게 이 환자 이야기를 전화로 하면서 우리 둘은 이구동성으로 기적 같은 일이 늘 일어난다는 데 의견 일치를 보았다. 난소의 지혜와 생명력에 깊이 감동!

배란이 잘되도록
난소에 힘을 주고 싶어요

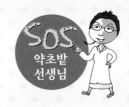

SOS
약초밭
선생님

● — 양쪽 골반뼈 앞쪽으로 장 뒤편의 우묵한 깊은 곳에 난소가 있음을 의식하고 손을 대고 수시로 사랑과 감사의 에너지를 보내세요. 허리 뒤편 골반 쪽으로도 따뜻한 기운을 보내주세요.

● — 하복부에 어혈과 냉적이 있으면 난소낭종이나 염증이 생기기 쉬워요. 난소찜질에는 팥주머니가 좋습니다. 팥 500g을 면주머니에 담아 전자레인지에 넣고 1분만 돌려주면 됩니다.

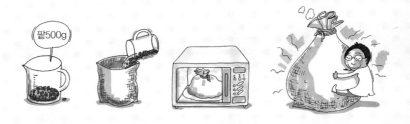

팥500g

● — 스타킹, 거들, 쫄바지, 스키니진 등 꽉 끼는 옷을 피하고 속옷을 따뜻하게 입으세요. 다리 꼬기, 장시간 서 있거나 앉아 있는 것은 골반에 울혈을 일으키기 쉽습니다. 자주 걸으세요.

●─ 성질이 따뜻한 마늘, 자두, 살구, 토마토, 대추, 오렌지, 석류 등 빨간 열매와 에너지가 농축된 씨앗류를 먹는 것이 좋습니다. 실파, 부추, 갓, 미나리, 녹색 채소와 산나물을 데쳐서 드세요. 두부, 콩나물, 된장차, 된장국을 자주 드세요. 유기농 고기를 먹는 것이 좋습니다.

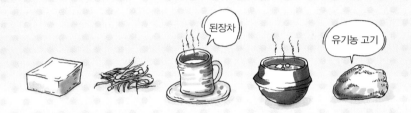

●─ 차가운 음료수나 수입 유제품, 고지방식은 피하세요. 특히 서양에선 치즈와 요구르트 등 유제품의 과다 섭취가 문제가 되고 있으니 주의하세요.

열 고개 넘어야
임신

정자의 긴 여행

남자몸의 바깥에는 고환과 음경이 달려 있는데 발기하면 혈액이 차며 부풀어 커진다. 음경의 크기와 길이는 '깊이 더 많이' 삽입되어 자궁까지 정자를 운반하려고 진화했다는 설이 있다.

정자는 사춘기 때부터 대량생산되는데 한 번에 2억~3억 마리씩 사정된다. 수억 마리씩이나 어쩌면 낭비일지 모르게 과잉생산하는 이유는 정자끼리의 경쟁과 항해의 어려움 때문이란다. 머리엔 유전자 정보를 담고 헤엄칠 기운을 만드는 미토콘드리아를 목도리처럼 두르고 꼬리로 자기 몸길이의 3천 배나 되는 긴 항해를 시작한다. 알을 낳으러 수

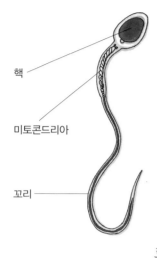

＊ 정자의 구조

핵

미토콘드리아

꼬리

천 킬로미터 항해하는 연어처럼 정자도 험난한 여행을 시작한다.

난자와 정자의 수정 과정엔 다 풀지 못한 수수께끼가 많다. 예전엔 달리기를 가장 잘하는 힘센 정자가 얌전히 기다리고 있는 난자를 뚫고 들어가면 수정이 된다고 하였다. 정자의 입장에서만 수정을 설명하는 고추우월적 '삽입' 발상. 심지어 어린이 성교육에도 1등 정자 때문에 수억 분의 1이라는 확률로 태어난 귀중한 생명이라 가르치는데…… 진짜 그럴까?

수정은 어떻게 이루어지나

내가 좋아하는 학설에 의하면 남녀가 섹스를 해서 정자가 질 속에 사정되면, 혹시 모를 다른 남자의 정자가 침입하는 것을 봉쇄하는 협동작전을 편단다, 인해전술처럼. 벌써 이 과정에서 75~90%는 죽어 나간다. 이렇게 정자들이 고생할 때 여자는 가만있는가?

여자가 쾌감을 느끼면 분비물을 내보내 정자가 헤엄을 잘 치게 질액의 시냇물을 만든다. 절정에 도달하면 자궁경부가 밑으로 내려와 율동적으로 수축하며 경부의 정액을 빨아들이는 것을 비디오로 촬영한 영국 연구도 있다. 여자들도 느낀다. 오르가슴에 오를 때 골반저근이 수축하면서 자궁이 힘껏 위로 수축하여 끌어당기며 정액을 흡입하는 것을. 흡입된 정자들은 자궁까지 30분 정도, 거기서 나팔관까지 40분 정도에 통과하여 난자 상봉을 기다린다.

어떻게 알고 정자가 난자를 찾아가느냐는 것도 과학자들의 연구 과제. 나팔관 팽대부 수정 장소의 온도가 다른 곳보다 2도 정도 높아 열을 감지해서 찾아간다는 이론도 있고, 난자가 분비하는 정자유도물질의 인도를 받는다는 이론도 있다. 또는 화학호르몬이 분비되어 냄새를 쫓아간다고도 한다.

'너만은 살아남아 임무를 완수하라'는 동료 정자들의 희생과 협동작

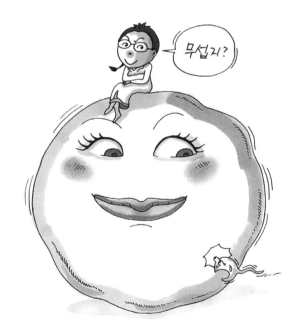

전으로 극소수만이 천신만고 끝에 도착한 곳은 바로 난관봉착-나팔관이다. 여기서 난자를 공격할 때만 학수고대하던 정자 앞에 나타난 것은? 예상과는 달리 다소곳하고 아담한 난자가 아니라 천 배나 크고 우람한 데다 만 배나 무거운 어마어마한 난자다. 정자는 상상도 할 수 없던 난공불락의 임무에 도전한다.

지금까지 정자 측 변호인단이 정자의 머리 쪽에 난막을 녹이는 효소가 있어 뚫고 들어간다고 설명해왔다. 그런데 난막의 두께는 정자의 머리에 비해 엄청 두꺼워서 혼자 힘으로 난막을 뚫고 들어간다는 것은 엄두도 못 낼 '미션 임파서블'.

코넬 대학에서 한 연구에 따르면 난자의 표피를 뚫기 위해서는 순간마다 패스워드를 바꾸는 난막의 생식 단백질의 암호를 풀어야 한단다. 난자가 얌전하게 수동적으로 정자의 침입을 기다리는 게 아니라 난막에 달라붙은 무수한 정자 중에서 '암호 테스트'로 똑똑한 정자를 고른다는 것이다. 이것이 난자의 입장에서 수정을 설명한 것이다.

수정은 일방적인 힘의 논리가 아닌 서로 당겨주고 끌어주는 난자와 정자의 협동작전. 남자가 삽입하면 여자는 흡입해서 반쪽 씨를 투자하는 합자合子회사이다.

임신은 우주적 기적

우리 몸에선 늘 기적이 일어난다. 자신만 모른다. 임신 고개를 넘어보자.

첫 번째 : 남녀 간에 만남이 이루어져야 한다(수십억 명 가운데 눈이 맞아야 한다니까요).

두 번째 : 성관계 즉 삽입흡입 섹스를 해야 한다(배까지 맞아야…… 허걱).

세 번째 : 여성의 질 내에 남자가 사정을 해야 한다(못하는 사람도……).

네 번째 : 많은 수의 정자가 정상적이고 운동성도 좋아야 한다(술 많이 먹어 기형 정자도 많고, 운동성도, 수도 적으면 곤란).

다섯 번째 : 2억 마리 정자가 헤엄을 잘 쳐서 자기 몸길이의 3천 배나 되는 거리를 거슬러 올라가 자궁을 통과해서 난관에 도달해야 한다. 겨우 백 마리 정도 살아서 도착한다.

여섯 번째 : 난소에서 크고 원만한 건강한 난자가 배란되어야 한다(난소낭종, 다낭성 난소증, 월경불순으로 난소기능이 약해서 어려움을 겪는 여성들이 많다. 고로 난소 보살피기가 중요하다).

일곱 번째 : 난관이 막히지 않고 잘 뚫려 있어서 배란된 난자가 난관을 통과해야 한다(난소염, 난관염, 자궁염, 자궁내막증, 골반염 등이 있거나 유산후유증 등으로 난관이 막힌 경우도 많다).

여덟 번째 : 난자와 정자가 견우직녀 만나듯이 제 날짜에 동시에 만나야 수정이 이루어진다(임신은 데이트 택일이 중요하다. 정자가 미리 와서 기다리는 것이 유리하다).

아홉 번째 : 난관 팽대부에서 수정된 수정란은 일주일 동안 왕성하게 세포분열을 하면서 자궁내막으로 이동한다.

열 번째 : 자궁내막으로 내려온 수정란은 내막을 파고들어 착상에

성공해야 한다.

이렇게 열 고개를 구비구비 넘어 착상이 되면 자궁이 280일 동안 잘 키워내야 한다. 아기는 한 달 만에 나오는 작품이 아니다. 열 달 도중에 실패하면 눈물 펑펑. 자궁이 허약하다든지 자궁내막이 부실하거나 수정란 자체가 튼튼치 못하거나 유전적인 결손이 있을 경우에는 임신 유지가 어려워진다.

과정 하나라도 소홀함이 없이 완전해야 한 생명이 태어나게 되는 것. 우리의 노력 여부 이전에 생명에 깃든 섭리가 기적을 만들어 아기가 세상에 나온다. 짝짝짝!

임신 책임, 남자도 생각하자

남자들은 자기 핏줄이라 우기면서 임신 책임은 여자들에게 떠넘긴다. 아기를 기다리는 아기모들이 찾아올 때 시어머니랑 오는지 친정엄마랑 오는지 잘 봐야 한다. 말조심을 해야 하니까. 여자에게 문제가 있는 경우 곧이곧대로 말하다간 약점이 되기 쉽다.

시어머니들은 약을 해준다는 핑계로 이유를 알고 싶어 하신다. 웃는 얼굴이지만 만일 갈등이 발생하면 바로 아들 편을 드실 터. 그런데 말이다. 아들의 고환이나 정자생성, 운동성에 문제가 있는 경우 시어머니가 따라오신 적이 거의 없다. 이게 무슨 경우인가. 애프터서비스 차원에서 오셔야 할 듯 싶은데.

며느리 잡기 위해 나타나신 시어머니. 아들도 같이 진찰해보니 건강이 엉망, 생활습관 빵점이다. 이럴 때 정자를 건강하게 만들어야 튼튼한 아기 나온다고 설득하면 효과만점. 술, 담배, 고기 줄이라는 잔소리는 시어머니가 담당하시니 며느리 맘도 편하다. 부부싸움도 안 한다고.

아기부(아기를 기다리는 아빠, 아기모의 반대말)가 열심히 할 일. 햇볕 보고 걷기—햇볕이 정자생성을 돕는 양기를 준다. 컴퓨터나 운전 적게 하기—극심한 전자파 노출환경을 피한다. 다리 꼬지 말고 걸어서 골반 호흡하기. 술 담배는 고환을 공격한다. 마가린, 고기 기름은 음경혈관을 막는다. 신선한 야채, 씨앗, 해조류, 말린 묵, 잡곡밥 많이 먹으면 정자에 좋다.

아들은 누구를 더 닮을까?

남자의 성염색체는 X와 Y가 있다. X염색체는 유전정보가 2,500~5,000개 들어 있는 반면, Y염색체는 50개 정도밖에 안 들어서 크기가 6분의 1 정도로 작단다. 그러니 소문자 y로 써야 하지만 성생물학자들이 남자분들이시라 대문자로 쓰는 게 아닐까?

절반씩 합쳐져서 수정란이 되는데 Y유전자가 적다 보니 아들 몸속에서 발현하는 유전자는 엄마의 것이 수천 개 더 많다. 학자들의 계산에 따르면 아들은 엄마를 6%나 더 많이 닮는단다. 남자에게만 씨가 있다고 주장하는 한국의 할아버지들 몸속에 엄마의 유전자와 피가 더 많이 흐른다는 걸 알면 어떤 심정이 될까. 최재천 교수는 이렇게 말한다.

"정자는 남성의 DNA를 난자에게 운반하기 위해 값싸게 만든 기계에 지나지 않는다. 그야말로 유전물질의 운반을 맡은 퀵서비스다. 혈통을 따지자면 이브가 먼저 만들어진 후 그의 갈비뼈로 아담이 만들어졌을 것이다."

"핵 속의 유전물질은 암수가 똑같이 제공하지만 핵을 제외한 세포질 전부와 발생할 때 필요한 온갖 영양분은 난자가 제공한다. 수많은 미토콘드리아 속에는 모계로만 전달되는 유전자가 따로 있으니 유전물질로만 비교해도 암컷의 기여도가 훨씬 크다. 유전물질이 배달된 이후 벌어지는 일에 대해서는 조금도 아는 바 없는 수컷이 훗날 뒤늦게 자신의

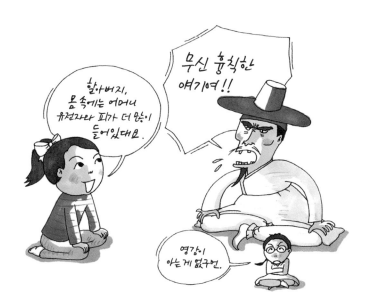

48

정통성을 주장하는 것은 무리가 있다."

자식 낳으면 남자 집안의 아이라고 우기는 드라마가 아직도 판치는데 얼마나 웃기는 일인지.

과학자들은 혈통 찾기를 어떻게 할까? 여자의 모계 추적을 통해서만 조상을 찾을 수 있단다. 앞에서 설명했듯 Y염색체는 유전자수가 몇십 개 안 되다 보니 변별력이 낮다. 따라서 수천 개의 유전자가 있는 커다란 X염색체를 가진 엄마 쪽 혈통을 캐야 한다. 세포 속에 몇백 개나 있는 미토콘드리아에는 엄마 쪽으로만 전달되는 유전자가 따로 있어 혈통과 뿌리 찾기는 모계 쪽 조상 찾기로 이루어진다네. 여자 씨는 무시하고 남자 씨만 우대하는 건 옳지 않다고요!

남자들도 부인하지는 못한다. 자기를 닮은 아이를 자기 뱃속으로 낳을 수 없고 꼭 여자의 몸을 통해서 얻어야 한다는 사실을. 그래서 질투하는 것은 아닌지. '내 아를 낳아도'라고 외치지만 결국 공동작업으로 '우리 아'를 만드는 것이다. 부디 고마워 하시구랴.

너의 월경까지도
사랑해

여성의 몸으로 쓰는 경전

월경月經은 성경, 불경, 역경처럼 최고의 가치를 지닌 생명의 경전經典. 할머니에서 엄마로 딸로, 피로 이어지는 몸으로 쓰는 경전. 어려서는 여자 약사가 있는 곳만 골라서 생리대를 사러 갔다. 그래도 혹시 남자 손님이 있기라도 하면 옆에서 쭈뼛거리다가 검은 비닐봉지에 담아주는 생리대를 숨겨서 갖고 왔다. 본드걸도 아닌데 007작전, 도둑질도 아닌데 부끄러워했다.

아리스토텔레스 가라사대 월경이 공기를 오염시키고 음식을 부패시켜 질병을 일으킨다고 했으니 남성들의 피에 대한 근원적인 두려움과

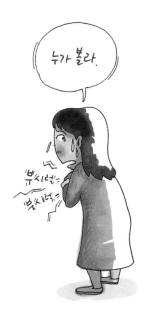
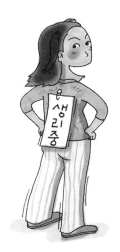

누가 볼라.

부시럭
부시럭

생리중

왜곡의 뿌리는 깊다. 나도 월경 때문에 사색이 된 적이 있다. 대학 실습 시간, 자기 피를 뽑아서 온갖 혈액검사를 하던 중. 혈구침강속도 검사에서 수치가 유난히 높게 나오는 것은 '생리 중'이거나 '결핵'에 걸린 경우란다. 아뿔싸. 마침 생리 중이었던 나는 남학생들한테 알려질까 봐 전전긍긍했다. 차라리 결핵에 걸린 것으로 오해해주길 바랐을 정도니…….

아기의 영혼은 천상에서 지구를 내려다보며 어느 엄마의 자궁 속에 들어가 태어날까 고르고 있다고 한다. 나를 통해 세상에 종합선물처럼 보내지는 아이들을 내가 몸으로 경전을 쓰지 않았던들 어찌 만났으랴.

그녀의 월경까지도 사랑하는 것

월경하는 여자들은 충임맥이 활발해지면서 사고와 창조력이 충만해지며 상징적인 꿈도 꾸고 성적인 욕망을 느끼게 된다. 월경혈은 그냥 혈액에 비해 영양분은 좀 적으나 호르몬이 많고 살균능력이 뛰어나며 혈소판이 적어서 응고되지 않고 흘러나온다. 자궁내막은 증식기, 분비기를 거쳐 활발하게 대사활동을 한다. 두툼한 내막은 영양과 호르몬이 풍부하다.

월경 한 주기에 혈액과 함께 경관 점액, 자궁내막, 외음부 분비물 등이 합쳐져 우유팩 반 개 정도의 양이 나온다. 한평생 흘리는 피는 40ℓ, 한 사람의 몸에 총 혈액량이 5ℓ 정도니까 여덟 명 정도의 몸을 채울 피의 양이다. 아기 키우면서 태반으로 보낸 피와 낳으면서 흘리는 피눈물은 계산에 넣지도 않았다.

그런데도 생명을 위해 제 피를 흘리는 여자의 사랑에 대해 사회는 모욕적인 대접을 해왔다. 태어날 때부터 원죄가 있어서 죗값을 받는 것이라거나 월경을 불결한 피, 나쁜 피라고 은혜를 배신으로 갚는다. 여성에 대한 예의가 아니다. 끊임없이 조작되고 세뇌 당해온 여자들은 몸에 관한 일이면 숨기고 죄책감을 가지고 잘못된 것으로 여겨왔다.

영국의 고귀한 남자분이 월경 중인 애인에게 한 닭살토크. '당신의 탐폰이 되고 싶다.' 도청 때문에 알려졌단다. 한 여자를 사랑하는 것은 그녀의 월경까지도 사랑하는 것. 라디오에 출연해서 이 소리를 했더니 남자 MC의 얼굴색이 핏빛으로 변하더라. 호호.

자궁팰리스의 아픔

월경은 진짜 팰리스, 자궁에서 시작된다. 인생에 한두 번 올지 모르는 귀한 아기를 기다리며 지은 궁전을 허물 때 월경진통이라는 아픔을 느낀다. 월경통은 자신을 괴롭히는 병이라기보다 '나를 느껴 봐, 나를 보살펴줘'라는 몸의 신호이며 증상이다.

월경은 뇌의 시상하부, 뇌하수체, 난소, 자궁의 호르몬 작용에 의해 한 달을 주기로 내막이 떨어져 나가는 현상. 한 과정이라도 조율이 안 되면 불협화음을 내는 오케스트라처럼 평화로운 생리를 할 수 없다.

전신쇠약이나 빈혈에 자궁발육부전, 난소기능저하, 호르몬 기능이 나쁘면 생리가 늦어지거나 양이 줄어든다. 심리적인 스트레스나 우울감 등도 생리를 늦추는데, 극단적으로는 전쟁이나 감옥에 간다든지 하면 생리가 일시적으로 끊긴다는 연구도 있다. 몸이 먼저 비상사태임을 알아차린다. 월경보다는 생존이 중요하니까.

반대로 자궁내막의 증식이 지나치거나 근종 종류에 따라 심한 생리통과 함께 피떡 같은 덩어리가 많은 어혈이 생기게 된다. 이때 통증과 함께 펑펑 하혈을 하는 경우도 있다. 때로는 어혈이 뭉쳐서 혈색이 까맣게 고약처럼 끈적거리기도 한다. 에스트로겐의 자극이 지나쳐도 자궁내막의 혈관, 분비샘, 점막조직들이 너무 많이 부풀고 통증을 일으킨다.

자궁 속에 있어야 할 내막조직이 골반 주위에 흩어져서 월경주기에 덩달아 출혈을 일으키는데 배출될 길이 없어 어혈통을 일으킨다. 이를 자궁내막증이라 하며 직장여성들의 병이라고 불릴 만큼 증가하고 있다.

한방에서 말하는 월경통의 원인

한방에서는 탁한 혈액이 배출되지 못하고 응체된 것을 어혈이라 말한다. 골반 내에 어혈이 응체되면 늘 아랫배가 뻐근하게 아프며, 몸이 무겁고 얼굴빛이 검어지면서 기미가 많이 낀다. 어혈이 풀리면 몸도 가벼워지고 얼굴색도 밝아지며 생리도 고르게 된다. 한의학에서는 월경통의 원인을 냉적, 어혈, 습담, 울화로 분류하고 있다.

- 냉적통은 평소 몸이 차고 소화기능이 약해 자주 체하며 내장 온도가 떨어져 월경혈이 부풀지 못하고 골반 주위 근육이 같이 수축하며 일으키는 통증이다.
- 어혈통은 자궁내막이 지나치게 부풀고 피가 끈적하게 엉겨서 통증을 일으킨다. 복부 수술 후에도 유착과 함께 통증이 생긴다.
- 습담통은 골반강 속에 탁한 체액이 고여서 배수되지 못하고 담음이 형성되어 수독을 만든 것이다.
- 울화통은 스트레스성으로 폭력, 학대, 억울함 같은 분노와 화병이

있을 때 자궁이 아픔으로 존재를 드러내는 고통의 표현이다.

신체적, 정신적 아픔과 상처는 자궁에도 전달되어 같이 느끼고 앓는다. 생리통이 오면 진통제를 먹는 분들이 많다. 과연 자궁의 쥐어짜는 통증은 멈추고 평화로워졌는가. 진통제는 일종의 신경차단제로 아픔을 못 느끼게만 하므로 근본 치료는 아니다. 억지로 참으려 하지 말고 진통제 복용 후 다음번 월경통을 준비하고 치료하자.

우리 엄마 세대는 뜨끈한 온돌에서 지지고 살았기에 월경통이 적었다. 그뿐인가. 구중궁궐처럼 겹겹이 아래를 덮어서 냉병이 적었다. 지금처럼 짧은 치마에 스타킹을 신고 바람이 숭숭 통하게 된 지는 한 50년밖에 안 되었다. 손바닥만한 팬티에 짧은 치마의 하체개방형 패션으로 배가 찬 복냉腹冷 체질이 된 것이다. 배는 따뜻하게!

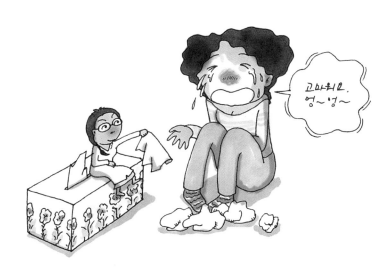

뭉친 어혈을 풀어야

대학생활 내내 생리를 거의 못한 무월경증의 여대생. 어쩌다 피임약을 먹으면 다시 한두 달 하고 끝. 본인은 염려했지만 어머니가 당신도 그랬는데 아이만 잘 낳았다고 걱정 말라 해서 치료도 안 하고 지나갔다. 예의바른 모범생이고 맏딸이라 어른들 걱정시킬까 봐 내색도 안 했다.

졸업 후 직장을 다니던 어느 날 혼자 찾아왔다. 결혼 날짜가 잡혔는데 월경을 1년 동안 안 했으니 걱정이 된다는 거. 상대는 외동아들이라 아기를 잘 가질 수 있을지도 불안하다 했다.

기가 막혔다. 하늘을 봐야 별을 따지. 배란도 월경도 안 하면서 어찌 아기 궁리부터. 기본적으로 할 걸 제대로 해야 아기를 낳는다. 결혼 준비에 바빠 침치료는 어렵지만 약은 열심히 먹기로 약속하고 한약을 처방했다.

결혼식 3일 전, 엄마한테 온 전화. 다짜고짜 악을 쓰는 목소리.

"아, 애한테 무슨 약을 지어줬는데 이 난리예요. 다 죽게 생겼어요. 지금 배가 아프다고 펄펄 뛰고 뒹구는데. 이거 큰일 났네, 결혼 날짜가 코앞인데……."

"혼자 고민하며 찾아왔기에 자궁 난소에 에너지를 줘서 월경하라고 지어준 약인데요. 혹시 맹장이나 체한 것 같지는 않은가요?"

"아니에요. 드레스 입으려면 살 빼야 한다고 먹은 것도 없어요. 꼭 생리할 때처럼 배를 틀고 난리가 났는데 애 잡으면 어떻게 책임질 거예요?" 하고 더 소리를 지른다.

"자궁이 아픈 듯한데 오시면 협진 산부인과에 보내서 진료를 받아보게 할게요."

"아니, 결혼할 애가 처녀막 다치면 어쩌려고 산부인과를 가요. 거긴 못 보내요."

아이고, 기가 막혀서.

"그럼 목욕탕 욕조에 뜨거운 물을 받아놓고 소금을 반 컵 타시고 반신욕을 시키세요. 그래도 안 되면 치료받으러 데리고 나오세요."

나도 실수를 저지르고 후회하고 반성하며 살아가는 인간이다. 이럴 때 한의사 된 것이 후회스럽다. 사람의 목숨과 생명에 관한 일이니 백 번 잘해도 한 번 잘못하면 아무 소용없다. 비난은 차라리 두렵지 않으나 죄책감의 고통은 내 몫.

다음 날 전화를 해보니 고약 같은 생리가 조금 나왔단다. 사정은 이

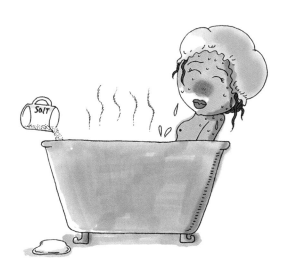

랬다. 1년 만에 월경을 하니 고약처럼 엉긴 어혈들이 떨어져 나오느라 생리통을 일으킨 것. 뜨거운 소금물 속에 들어가 앉으니 복부와 골반 근육 긴장이 풀리면서 생리가 나오게 된 거다.

처녀막? 남자에게 고이 바쳐야 할 진상품인가. 희미한 살조각으로 의학교과서는 아예 무시하던데……. 몸에 대한 존중과 당당함이 먼저다. 교정할 것은 의식!

조기폐경, 젊은 내가 왜?

철학자 강신주의 강의를 재밌게 듣다가 내 전공 이야기가 나오자 귀가 쫑긋했다. 방송을 많이 하느라 작가들과 작업하는데 무월경인 친구들이 많다는 거다. 어라, 남자가 알기 어려운 심오한 세계인데. 나도 방송을 좀 해봐서 안다. 방송은 밤을 꼴딱 새는 빡센 노가다. 대본에서 편집까지 온갖 격무에 비정규직이라는 근로조건까지.

조기폐경 진단을 받고 찾아온 최선생.

"밤샘 작업을 2, 3일씩 하면서도 아침이면 출근해요. 프로그램 녹화 다하고도 저녁이면 출연자나 제작진들과 같이 술자리까지 어울리며 다시 밤샘하길 10년 세월이에요. 아직 나이가 젊으니까 결혼하고 아기도 낳아야지 생각하던 중이었어요."

그동안 월경불순이 왔고 제힘으로 못하니 유도 주사 맞길 몇 번. 몸은 여기저기 신호를 보내고 있건만 돌볼 여유가 없었다. 혈액검사를 하니 에스트로겐은 떨어졌고, 뇌하수체가 분비하는 난포자극호르몬은 높아져 조기폐경 진단을 받은 것. 당황스럽고 화가 난단다.

생식활동은 뇌부터 난소, 자궁으로 이어져 뇌하수체가 난소에게 배란하라는 호르몬 지시를 내린다. 난소는 그럼 배란할 테니 자궁은 내막을 부풀리라고 자극을 보내서 두껍게 혈액의 침상을 만든다. 이후에 수정과 임신이 안 되면 내막을 허물어 출혈이 일어나는 것이 바로 월경. 그러니까 월경은 결과에 지나지 않는다. 중요한 것은 배란 여부!

조기폐경은 뇌-난소-자궁으로 이어지는 생식 시스템이 너무 일찍 다운돼버린 것. 복합적인 생활환경과 건강상황이 겹치면서 일어난 참사. '내 청춘 돌리도' 하며 시계를 거꾸로 감고 싶을 지경. 몸에서 회춘 반응이 일어날지는 장담할 수 없지만 포기는 금물 아니던가. 몸에게 잘못 했다고 싹싹 빌고 다시 시작해야지.

"생존과 생식을 나눠서 따로국밥으로 여기면 안 돼요. 먹고사는 생존이 힘들고 지치면 생식으로 돌릴 에너지가 부족하니까 월경은 중단되고 머리카락은 빠지고 몸은 절약모드로 위축이 오지요. 그러니 어디부터 생기를 넣어줘야 할까요? 뇌부터 그리고 난소, 자궁, 결국 몸 전체가 순환이 돼야 해요."

가는 봄을 붙잡아보자고 시작한 치료. 입에는 쓰지만 몸에는 달콤한 약도 먹고 바쁜 일정 중에도 일주일에 한 번은 침치료를 받았다. 열심히 챙겨먹고 꼬박꼬박 잠을 잤다. 마른 방죽에 물이 채워지듯 진액이 채워졌다. 드디어 재개된 월경. 피맛 마법이 시작되었다. 짠!

앞으로 다운되지 않도록 미리 챙기는 걸로 정하는 겁니다.

월경은 산수가 아니다

1년 넘게 모유수유를 열심히 하는 달콩이 엄마의 전화.

"선생님, 저번에 생리했는데 20일도 안 돼 또 출혈이 며칠째예요. 하혈인가 봐요."

"하혈은 무슨 하혈. 흉한 소리 하지 말고 좀 쉬며 기다려 봐. 몸이 힘들거나 스트레스 받으면 그럴 수 있어. 자기가 부모님 걱정 때문에 많이 힘들었잖아. 대부분은 월경주기가 다시 돌아오면 회복돼. 다음 달까지 기다려보고 산부인과에 가거나 나한테 한번 와 봐."

그 뒤로 연락이 없어 잊고 있었는데 몇 달 뒤에 만났다.

"전에 선생님 말이 맞았어요. 하혈이 아니라 생리였어요. 의사한테 갔더니 엄청 겁을 주더라고요. 자궁내막증이나 자궁에 찌꺼기가 있어서 출혈을 한 거면 긁어내거나 심한 경우에는 자궁을 들어내야 할지도 모른다고요. 무서워서 엉엉 울면서 집에 왔어요. 다시 한 번 내 몸 소중하다는 걸 되돌아보는 계기가 되었어요."

"자기는 애 둘 자연분만 했지, 젖 많이 먹여 키우지, 건강한 사람이 무슨 걱정이야. 자궁암, 유방암도 안 걸릴 테니 맘 편히 잡수시게."

비정기적이란 말에는 규칙적이지 않으면 비정상이라는 생각이 들어 있다. 호르몬 밸런스가 깨져서 내막세포들의 점적출혈이 계속된다. 이럴 때는 유제품, 고기, 술 대신 시금치, 청경채, 연근, 양배추, 브로콜리, 부추, 갓 등 채소를 익혀서 많이 먹고, 몸을 쉬어주면 자궁과 난소가 알아서 제 기능을 회복하니 기다리자.

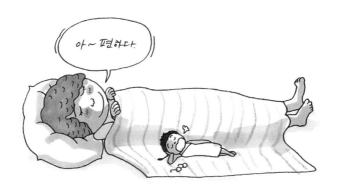

"출장 가느라 생리 날짜를 조절한다고 약을 먹었는데 이번엔 기다려도 나오지를 않네요. 알고 보니 피임약이라던데 뭐가 잘못된 걸까요? 안 나오니 몸도 무겁고 우울해지고 기분도 안 좋아요."

"월경은 뇌하수체, 난소, 자궁 순서로 호르몬의 조율에 따라 한 달을 주기로 순환을 하거든. 정해진 궤도를 달리다가 급브레이크를 밟으면 어떻겠어요? 피 좀 덜 보겠다고 호르몬제를 먹으면 몸과 난소 다 충격받아요. 조용히 제 페이스를 찾아가게 회복할 시간을 주면 좋아져요."

자, 몸 믿고 푹 쉬기!

산부인과 갈 때 이렇게 해봐요

산부인과에 갔다 온 환자가 해준 얘기. 덜덜 떨며 진찰대에 누워 있는데 의사가 자기가 벗어놓은 신발이 너무 예쁘다면서 신고 걸어보더란다. "이 신발 어디서 샀어요?"라고 묻기까지. 한시라도 빨리 진찰받고 굴욕의 진찰대에서 내려오고 싶은데.

진료 받으러 가기 꺼려진다는 산부인과. 비혼 여성이라면 더욱 큰 고민. 월경통의 경우 원래 그런 거 아닌가 하고 참는 경우가 많은데 심하면 아래 요령 읽고 용기내서 산부인과 가는 거예요.

첫째, 긴치마에 스타킹 신고 가기. 맨발로 다리 벌리고 검사대에 누워 있으려면 힘든 일. 그나마 선생님이 빨리 봐주면 좋으련만 환자만 준비시켜 놓고 누워 기다릴 때 불안, 민망. 청바지 입고 가면 안 좋다. 다 벗어야 하니까. 갑자기 무방비 상태로 자신을 노출시킨 것 같아 기분이 위축될 수 있다. 널널한 플레어스커트나 긴치마를 입고 가라. 허벅지까지 오는 스타킹이나 무릎 스타킹, 워머도 좋다. 맨살로 있는 것보다 훨씬 보호받고 있는 느낌이 들어 안심된다. 보온도 되니까 몸의 긴장도 덜 되고 진찰받기도 좋다. 긴치마와 스타킹, 밑줄 쫙!

둘째, 수첩이나 핸드폰의 메모장을 이용하여 메모하기. 진찰 검사 결과를 알려주는데 당황하여, 정신없어, 놀라서, 기억력이 나빠, 물어보기 곤란하여 등등 갖은 이유로 제대로 못 알고 땡치고 나오는 환자가 많다. 공짜도 아니고 검사비까지 지불했으면 무슨 검사를 받았는지, 상태가 어떤지, 수술을 해야 하면 어느 부위를 얼만큼 하는 건지 메모하시라. 자궁인지, 난소인지, 그럼 어느 쪽인지, 크기는 얼마만한 혹인지 헷갈려하는 분들이 의외로 많다. 내 몸에 생긴 혹이니까 그냥 달걀만하다, 작다, 크다 말고 몇 센티미터인지 똑 부러지게 알아야 되지 않겠나.

셋째, 자신만의 월경기록부를 만든다. 월경불순이거나 임신을 원하

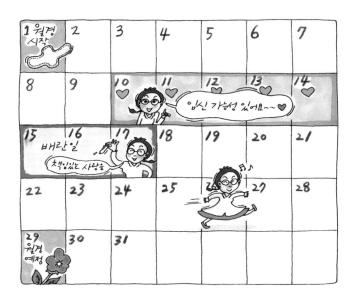

시는 분들은 특별히 수첩이나 메모장 한 장에 기록한다. 월경 상황을 적어도 1년치를 적는 게 좋다. 한 장에 쭉 적어야 일목요연하게 보인다. 월경불순이 심할수록 기록이 중요하다. 어떤 진료를 받았는지도 적으면 완벽하다. 몸에 대한 정보를 의사에게 구체적으로 정확히 알려줄수록 진단과 치료가 더 잘된다.

내 몸은 잘살려고 노력 중

월경, 임신, 완경은 몸의 생명현상이지 질병이 아니다. 대부분은 정상인데도 몸이 잘못된 것은 아닐까 마음 졸인다. 월경주기는 20일에서 40

일 정도, 월경은 연간 10~14회까지 적당하다. 너무 빨라지면 한 달에 두 번을 하게 되니 빈혈과 체력저하가 와서 좀 늦추는 것이 낫다. 몸이 힘들어 늦어지는 건 아닌지 살펴주자. 월경주기, 월경혈의 색, 냄새도 맘에 안 든다 불평하기 전에 월경을 긍정하자. 내 몸은 잘살려고 노력 중이니까.

몸은 기계가 아니다. 월경도 산수가 아니다. 컴퓨터처럼, 시계처럼 날짜 계산에 집착하지 말자. 과거 농경시대에는 아기를 여럿 낳고 젖 물려 키우니 자궁과 난소가 호르몬의 영향을 덜 받으며 중간 휴식을 취할 수 있었다. 하지만 지금은 영양 과잉에 호르몬 함유 식품의 섭취도 늘었고 아기는 조금 낳는 시대다.

호르몬이 넘쳐나 난소와 자궁이 쉴 새 없이 일하는 것도 무리다. 나무에 겨울잠이 필요하듯 몸에도 안식년이나 겨울잠이 필요하다. 몸속의 장기들에는 자율적, 창조적으로 살아가는 혼이 들어 있다.

휴식과 사랑으로 자궁을 돌보며 고마워하면 보람이 있을 겁니다.

－약초밭(yakchobat.com 내 홈페이지 이름이면서 내 ID)

말 못 하는 생리통,
진통제도 소용없어요

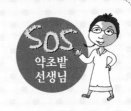

● — 나쁜 건 자궁도 월경도 아니에요. 미워 마세요. 관심을 갖고 공부하고 내 몸을 돌봐달라는 신호입니다(2장의 자궁내막증 꼭 참고!).

● — 월경 전 통증이 심한 사람은 생리하기 하루 이틀 전부터 소금물에 반신욕을 해주세요. 출혈이 시작되면 멈추세요. 다음 달 월경통 오기 전에 치료해서 고칩시다.

● — 팥 500g을 면주머니에 싸서 전자레인지에 1분 돌려 따끈해지면 아랫배를 찜질해주세요. 옷 위에 붙이는 찜질팩도 온기가 몇 시간 이상 지속되지요(단, 골반염이 있으면 금물).

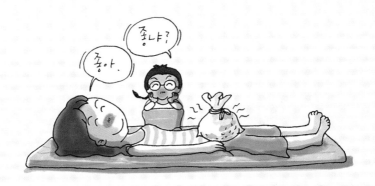

● — 예민하고 체력이 약할수록 월경 전 긴장이나 통증이 잘 생겨요. 소화불량, 두통, 짜증, 우울, 눈물, 전신피로, 부종, 피부발진 등도 겹치고요. 평소 빈혈에 저혈압인 사람은 출혈과 함께 머리가 무겁고 눈이 피로하고 심하면 머리가 빠개질 듯 아프며 어지럼증이 나타나기도 합니다. 이때 진통제도 잘 듣지 않아요. 월경 탓이 아니라 평소 허약하고 부실한 부분이 드러난 것. 만성적인 증상의 치료와 체력 회복에 신경 써주세요.

● — 월경 전 부종은 신장기능이 약해 수분대사를 잘 못하는 경우거나 호르몬의 영향으로 부기가 심해진 것. 찬물과 밀가루 음식, 주스, 청량음료 등은 부종에 악영향. 대신 옥수수차가 이뇨를 도와줍니다.

● — 만성적인 뇌빈혈, 피로, 스트레스로 우울감에 시달리던 사람은 월경주기에 더 심해집니다. 몸의 이끌림에 따라 눈물로 풀어내는 것도 괜찮아요. 슬픔과 독소를 충분히 쏟아내면 후련함과 함께 깊이 정화됩니다.

● ― 음식 주의 사항은 자궁 돌보기와 동일.
식사량을 줄이고 미역국, 콩나물국, 된장국
이나 시골밥상이 좋습니다. 갓, 우엉, 냉이,
달래, 모시조개와 홍합, 미역, 다시마 추천.
연근, 우엉, 부추, 양배추 등은 월경과
다일 때 도움이 됩니다. 유제품이나
지나친 육식은 자궁내막을 자극하
고 어혈이 생기므로 조금 줄이세요.

> 월경에는
> 해산물과 채식이
> 좋습니다.

● ― 물 500cc에 향부자, 진피(유기
농 귤껍질), 감초를 10g씩 넣어 달여 하루에 두 번씩 드세요. 진통완화, 자
궁 회복에 좋습니다.

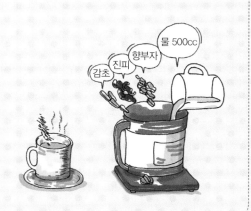

물 500cc
향부자
진피
감초

질의 노래

버자이너 모놀로그—보지의 독백

아비를 아비라 부르지 못하는 한이 홍길동에게 있다면 여자들에게는 성기 이름을 입 밖에 내지 못하는 두려움이 있다. 보지는 순수한 우리 말이다. 한자어로 음문, 영어로 버자이너라고 하면 좀 고상한가?

자신의 보지에 대해 어떻게 생각하나? 어떤 대접을 해주는가? 무시? 모른 척? 무관심? 필요할 때만 이용? 불결? 수치? 외면? 원망? 귀찮음? 불편? 두려움? 아픔? 별로 아는 게 없어…….

본 적도 없거나 봐도 흘깃 외면했다면 우선 정성 들여 여유롭게 목욕을 한 다음 조용한 방에서 차분하게 자기만의 시간을 만든다. 다리를 벌리고 작은 손거울로 비춰보라.

대음순은 지방이 두툼하게 언덕을 이루고
있으며 흥분하면 혈액이 들어찬다.
임신 기간 중에는 순환하는 혈
액량이 두 배나 늘어나서 자주
색으로 변한다. 지방조직은 섹
스할 때의 압박과 충격을 흡수
해준다.

소음순은 질 입구를 덮고 있
는 아래쪽 입술. 성기의 바깥쪽
에도 기름과 밀랍 성분이 나와
병원균을 막아주고 피지를 분
비하여 마찰열로부터 보호한다.

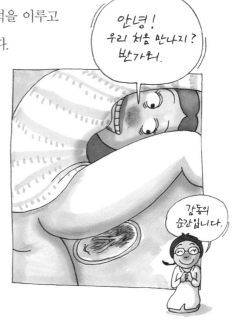

안녕!
우리 처음 만나지?
반가워.

감동의
순간입니다.

소음순도 흥분하면 두 배쯤 부풀어서 난초나 칼라 꽃잎처럼 활짝 벌어
진다.

여성의 성기 모양은 좌우 비대칭에 각양각색이다. 자기 것이 흉하다
고 생각하는 여성들이 잘라내는 성형수술을 받는다는데 부족한 자기
애와 자존감을 높이고, 잘못된 미의식을 바꿔라. 생각을 교정하는 게
낫다. 프릴처럼 풍만한 주름진 소음순은 자랑거리다! 거울을 꺼낸 김에
그림을 그려보면 친근감과 애정이 생길 것이다, 모락모락.

클리토리스는 명품

소음순 위는 도톰한 클리토리스(음핵)의 귀두가 작은 고깔모자처럼 앉아 있다. 음경의 귀두처럼 클리토리스의 귀두도 신경세포가 모인 곳으로 100원짜리 동전 크기보다 작다. 신경뿌리는 기둥처럼 질내벽의 윗부분으로 뻗어 있어서 지스폿(G-Spot)을 이루고 있다. 부드럽게 손가락을 넣어서 질 위 방광벽 쪽으로 만져보면 신경이 더 예민해지고 기분이 좋아지는 지점을 찾을 수 있다. 출산의 고통을 보상해주려고 조물주는 쾌락의 불꽃놀이를 선물한 거 아닐까.

과거 남성학자들 중에는 여성들의 클리토리스에 대해 불편한 심기를 드러내는 사람들이 많았다. 옛날 해부학자들은 클리토리스를 '음란한 기관', '성교의 악기'라고 불렀다. 클리토리스의 해면체는 음경보다 신경세포가 두 배나 많아서 폭발적인 오르가슴을 안겨준다.

기쁨을 느끼는 능력으로 보면 여자는 클리토리스를 기본 옵션으로

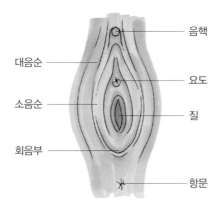

내장하고 있으니 남자보다 엄청나다. 불씨가 당겨지면 뇌의 시상하부와 클리토리스와 골반 전체의 신경다발들이 파도타기를 해서 공명의 파동은 더욱 커진다. 성적으로 활발한 여자들은 경이적인 롤링 오르가슴(Rolling Orgasm)을 느낄 수 있다. 그럼 남자는? 올나이트를 해도 겨우 짧은 순간 서너 번에 그친다고 하던데…….

여자는 나이 들수록 감각이 개발되어 오르가슴을 더 잘 느낀다. 클리토리스는 당신의 즐거움을 위해 기꺼이 평생토록 봉사할 것이다. 질은 아기를 낳을 때 찢어질 듯이 늘어나야 하기 때문에 덜 고통스러우라고 신경감각이 훨씬 둔하다. 클리토리스의 기쁨을 마음껏 누려라.

질의 노래

질은 음순에서 자궁경부까지 뻗어 있는 10cm 정도의 복도. 점막과 근육과 섬유조직으로 붉은 벨벳 옷을 입은 아늑한 동굴. 월경혈이 나오는 통로, 음경이 들어가는 포근한 스위트 홈, 쾌락과 즐거움으로 연주하는 악기.

보통 때 질벽들은 마주 잡은 손처럼 살포시 포개져 닫혀 있다. 질은 물고 빨고 삼키는 입과 같이 촉촉하고 유혹적으로 흡입을 한다. 섹스는 남녀라는 인화물질에 불을 붙이는 것. 질의 빨아들이는 '흡입'과 음경의 들어가는 '삽입'으로 불꽃이 피어오르며 발화를 한다.

아기에게는? 세상을 열어주는 생명의 문. 아기의 머리와 어깨는 적어

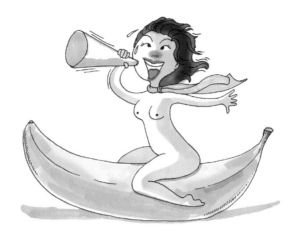

도 10~13cm가 넘는다. 출산할 때 자궁과 골반근육은 강하고 힘차게 수축하며 아기를 밀어낸다. 좁은 산도에 엄청난 압력이 걸리면서 내장은 뒤틀리고 자궁은 찢어질 듯, 골반은 쪼개지는 듯 아픔을 감수한다. 아기 머리는 엄마의 질을 찢으면서 피를 묻히고 세상에 나온다.

성신경세포가 훨씬 많다 보니 여자들의 성욕은 남자보다 높으면 높았지 낮을 수가 있겠는가. 난자에 비싼 투자를 한 만큼, 몸이 소중한 만큼 참을성 있게 멋지고 신중한 성적 선택을 해야 하리라.

프로이트 씨 말로는 여자들은 음경이 없어 거세 콤플렉스에 시달린다고 했는데 그 말은 잊어주시라. 어느 작가의 절묘한 비유.

"여자는 다다다다…… 성능 좋은 반자동 총을 가졌고 남자는 한 번 쏘면 그만인 엽총인데 원할 사람이 과연 있을까?"

건강한 질은 입속보다 깨끗

질은 난관, 내막, 질의 분비샘에서 나오는 점액과 유산균 및 대사산물, 점막세포들이 섞여 늘 흐르고 있는 시냇물. 질액은 알부민, 백혈구 약간, 윤활유 같은 뮤신으로 이루어진 깨끗한 액체다. 질액은 배란기에 늘어났다가 생리 후 줄어들기를 반복한다. 그러나 피임약을 복용하면 분비물도 줄고 성욕이 사그라든다.

질은 질척한 분비물로 가득 찬 더러운 곳이라는 관념은 아주 잘못된 상식. 건강한 질은 입속보다 훨씬 깨끗하며 안정적인 생태계 연못이다. 유익한 유산균이 질 속에서 공생하며 자정작용을 하기 때문이다.

대장 속 대장균이 공생하듯 원리는 마찬가지. 유산균은 질에 살며 단백질과 당분을 분해해서 젖산과 과산화수소를 만들어낸다. 과산화수소가 소독약 아닌가. 그 결과 나쁜 세균을 몰아내고 유해한 미생물을 막는 살균제 역할을 한다. 질액은 요구르트처럼 순수하고 깨끗하다. 냄새와 맛은 약간 시큼하고 수소이온농도(pH) 4.5 이하로 적포도주와 비슷한 산성. 블랙 커피보다는 좀 시고 레몬보다는 덜 시다네. 용기 있게 맛보시길.

질염이 생기는 이유

질염은 치료해도 자주 재발하고 냉대하는 늘어서 곤란한 여성이 많다.

땀을 많이 흘리는 체질이 있듯이 정상적인 분비물이 많은 건 병이 아니다. 만일 질염이라면 분비물이 탁하고 짙은 색으로 양이 늘고 가렵고 냄새가 난다.

건강할 때는 질점막이 살균 정화하는 능력을 갖추고 있는데 평형이 무너지면 염증이 된다. 면역이 떨어졌을 때, 특히 감기, 장염, 다른 염증 치료를 위해 항생제를 썼을 경우 질 내의 건강한 유산균까지 죽고 대신 나쁜 세균들이 득세를 한다. 효모나 병원균이 증식을 해서 질염이 된다.

정액은 pH 7.5의 알칼리성이라 사정 후에는 질의 산도가 낮아져 회복하는 데 여덟 시간 이상 걸린다. 섹스를 너무 자주 하면 질 생태계가 교란되고 성병이나 병원균을 방어하는 면역능력이 떨어지므로 염증에 더 쉽게 감염된다.

파트너끼리 성교로 염증을 주거니 받거니 반복하면 만성화된다. 비임균성 요도염 등은 남성에게는 증싱이 약하고 겉으로 표시가 안 난다. 하지만 여성은 증상이 심하고 재발이 잘되므로 같이 치료를 받자.

"선생님, 약을 먹고 주사도 맞는데 또 트리코모나스 질염이라니 근본 대책이 없어요? 낫지도 않고 가려워 미치겠어요. 한번 손대면 긁느라 나중엔 쓰라려요."

늘 분비물이 많아 가려운데도 공기 안 통하는 팬티라이너를 대고 다니는 여성.

"남편은 어때요? 접대 술 많이 먹고 다니지 않아요? 자기만 치료하면 안 나으니 남편하고 꼭 같이 나와 봐요."

사실 난 아내가 앓는 질염이 성병의 일종이란 얘기를 남편에게 해주고 싶은 거다. 남자 세계에서 술과 접대와 성매매는 삼박자가 되어 굴러간다. 남편도 같이 치료하고 콘돔 사용하라 넌지시 일러주면 한 짓이 있는 남편들은 다 알아듣게 마련. 트리코모나스 질염은 흔하지만 실은 성병으로 분류된다. 의심하고 싶은 아내가 어딨나. 남편과 애인만은 믿고 싶지만 질염의 반복 감염 뒤에는 속사정이 있을 수도.

자궁경부 이형성증과 자궁경부암

비혼, 30대에 놀랍게도 HVP바이러스 감염에 의한 자궁경부상피내암으로 '원추 절제술'을 받은 최선생. 겨우 7개월이 지났을 뿐인데 다시 재발했다. 수술부위는 아직 아물지도 못했다. 대학병원에서는 치료가 안 되면 자궁 전체를 적출하는 수술을 받아야 한다 했다.

"놀라고 신경을 많이 써서 위궤양도 생기고 많이 어지러워요. 대학병원에서도 이런 재발은 1년에 한 번 볼까 말까 한 케이스라고 하네요."

어쨌든 자궁적출만은 피하고 싶어서 나를 찾아왔다. 사진을 보여주며 설명을 했다.

"원추 절제술은 경부입구의 환부를 깊이 도려내는 수술이에요. 수술은 의사샘이 하시지만 새살 돋고 아무는 것은 내 몸에서 이루어져요. 경부 쪽에 신경이 적어서 잘 모르지만 지혈도 늦고 분비물이 흘러 아무는 데 오래 걸려요. 그러니 몸의 면역과 재생능력을 높여줘야 해요."

자궁경부는 풍선의 묶는 부분같이 단단한 조직이다. 아기가 자라 크게 부풀고 무거워져도 경부가 꽉 잡아줘야 한다. 이 수술은 경부손상이 커서 임신 유지에 지장이 크기 때문에 아이 낳은 산모 아니면 잘 하지 않는다. 다만 암 앞에서 선택할 수밖에 없었던 것.

최선생은 엄청난 독서가였고 연구자였다. 용감하고 의지가 굳었다. 이미 수술도 받았고 병에 대해 많이 알고 있었다. 자궁적출을 당하기 전에 본인 의지로 적극적인 치료를 받고 싶어 했다. 한 번도 해보지 않았던 방법, 즉 자신의 몸을 보살필 기회를 주기로 하였다. 한방치료를 시작하며 3개월 후에 세포진검사를 다시 받기로 하였다. 우리 둘이 백일정성을 들이자고 약속했다.

최선생은 만성과민성장염 증상도 있었다. 체력도 나빠지고 복냉증으

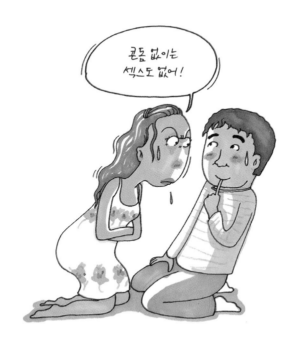

로 면역도 떨어뜨리니 같이 치료했다. 가끔 입맛대로 초밥을 먹고 응급실로 직행하던 습관도 자제했다. 한약복용과 함께 주 1회 침치료. 감기 예방, 충분한 수면 등 기본을 잘 지키게 하고, 외식보다 된장국, 동치미 속 좋은 균으로 나쁜 균을 물리쳤다.

사소해 보이는 모든 것들을 바꾸면 큰 변화를 이끌어낼 수 있다. 3개월 뒤 세포진검사 음성이 나왔다. 1년 뒤에는 깊게 패인 수술부위가 깨끗이 아물고 바이러스도 없고 상피내암 완치 판정을 받았다.

사춘기 전에는 자궁경부세포가 입방형으로 연약하다가 사춘기 넘어서 중층형으로 바뀌어 두텁고 튼튼해진다. 어린 나이에 성관계는 위험한 일. 콘돔도 대부분 월경 후라든가 안전하다고 여겨지는 날 외에만 사용한다. 이런 경우 피임 실패 확률이 높을 뿐더러 바이러스, 성병 감염을 막을 수 없다.

자궁경부 이형성증은 자궁경부에 염증이 생겨 세포가 비정상적으로 변하는 증세를 말하는데 심해지면 자궁경부암이 되기도 한다.

자궁경부세포의 성질이 나빠지는 '이형성증', '자궁경부암 0기'는 한방치료가 도움이 된다. 낙심 말고 쫄지 말자. 그 병이 왜 왔는지 몸이 어떠한 상태였는지 따져보면 해답이 있다. 수술 후라도 반드시 면역을 높이고 점막의 재생을 돕는 치료를 받는 것 명심하시라.

질염의 꼼꼼 대책은?

질 속은 안정적인 생태계! 함부로 세척하면 나빠진다. 깨끗해지려고 애쓰다가 더 엉망으로 망친다. 팬티라이너 대신 기저귀 천을 덧대거나 속에 면팬티를 한 겹 더 입으면 가렵지 않고 뽀송뽀송하다.

환자들의 질염이 하도 재발이 잘되어 묘수가 없는지 친구 의사(남자임)에게 물어보았다.

"뒷물이나 잘하라고 그래."

대답을 듣는 순간 나까지 모욕을 당하는 느낌. 뒷물 안 하고 다니는 여자가 어딨나. 너무 속까지 깨끗하게 씻으려고 해서 걱정이지. 음경은 소변과 정액이 한 통로를 쓰고 있어도 더럽다고 생각하지 않는다. 질은 요도와 엄연히 분리되어 있고 요구르트처럼 깨끗한데도 부정적인 생각을 심어준 게 누굴까.

'남자 털은 멋져도 여자 털은 꼴불견이니 밀어라, 깎아라, 살 빼라, 무릎을 오므려라, 조신하라, 정숙하라. 월경은 불결하고 질은 더럽다.'

여자몸은 잘못됐다는 생각을 각인시킨 것은 남성권력적 사회 아닌가. 말 잘 듣게, 고분고분하게. 생리대 광고는 '깨끗해요'를 연발하고 질 세정제는 유독 '악취와 청결'을 강조함으로써 여성들의 '불결 콤플렉스'를 조장한다. 미국 산부인과에선 질 세척 말라고 경고한단다.

질염의 대책은?

첫째, NO 섹스와 질의 충분한 휴식과 면역 증진.

둘째, 피임뿐만 아니라 염증 예방과 질의 안녕을 위해서 언제나 콘돔 사용을 강추.

셋째, 애무와 오럴섹스하려면 샤워와 양치질은 기본 상식.

질 건강을 위해 안전한 섹스를

자궁경부, 질 점막의 상처와 염증은 자궁을 타고 올라가 난관염, 골반염의 원인이 될 수 있다. 섹스는 육체관계지만 감염이나 상처에 취약하다. 질은 음경 표피보다 훨씬 연약해서 충혈도 잘되고 찢어지기도 한다. 섹스는 격렬한 전투가 아니다. 전쟁의 상흔처럼 어딘가에 상처가 생기면 염증이 된다. 파트너에게 성기와 손을 청결히 해줄 것을 요구해야 한다. 잘못하면 짜증내니 살살 달래서.

여러분! 몸이 힘들 때는 섹스보다 피로회복과 보살핌이 먼저입니다. 자신은 힘들고 피곤한데 상대방이 원하니 의무적으로 하는 섹스나 상대를 잃을까 봐 거칠고 난폭한 섹스를 참는 것은 정신적 육체적 상처가 되지요. 박력 있어 보이는지 몰라도 여성에게는 위험한 섹스.

질을 불행하게 만들지 마시라. 배려하는 다정다감한 섹스를 하세요. 부드럽고 안전한 성관계는 사랑의 기본. 나의 질, 나의 자궁과 몸은 존중받고 사랑받을 또 다른 자아임을 잊지 마세요.

지긋지긋한 질염, 어떻게 끝낼 수 있을까요?

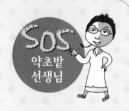

● — 탕 목욕은 자제. 스타킹, 나일론 속옷, 꽉 끼는 거들을 입고는 질염 못 고칩니다. 분비물 많을 때는 팬티라이너 대신 팬티를 두장 입어보세요.

● — 세정제는 불필요. 꼭 필요하다면 과산화수소 1병에 끓인 물 8병을 부어 희석하여 사용. 유산균이 대사산물로 과산화수소를 만들어내는 것을 응용한 것!

● — 성생활은 2주~1개월은 안식휴가로 파트너와의 반복감염을 막자고요.

● — 빵, 맥주, 밀가루 음식, 설탕, 치즈, 유제품, 음료수와 아이스크림은 미생물 증식을 돕고 분비물을 늘게 합니다. 줄입시다!

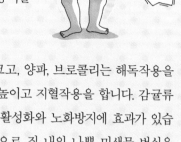

● — 마늘, 도라지, 우엉은 항균작용이 크고, 양파, 브로콜리는 해독작용을 하며, 양배추는 점막의 세포재생능력을 높이고 지혈작용을 합니다. 감귤류와 토마토는 비타민을 공급하여 세포의 활성화와 노화방지에 효과가 있습니다. 김치와 된장, 동치미는 신토불이균으로 질 내의 나쁜 미생물 번식을 억제합니다. 많이 드세요.

골반을
숨쉬게 하라

골반은 엉거주춤

"만날 허리가 아프고 밑이 빠질 것 같고 다리도 자주 저려요. 직장에서 하루 종일 컴퓨터 두들기다 돌아오면 싱크대에 설거짓거리가 잔뜩. 젖먹이도 안 눕고 손에서 놀려고 하지. 큰애도 안 걷겠다고 칭얼거리면 수시로 안고 들어 올려야 하구요. 애 낳기 전엔 아프진 않았는데 정말 힘드네요. 엑스레이도 찍어봤지만 뼈에는 이상이 없다니까 남편은 엄살인줄 아는데 짜증나고 죽겠어요."

"맞아요. 착한 남편들도 많지만 남의 집 여자들은 다 멀쩡한데 당신만 왜 골골거리느냐고 퉁명떠는 사람 있어요. 몰라서 그러니 같이 와서 설명 좀 들어야 해요."

허리 아프다는 여자 환자들에게 아픈 곳을 짚어보라면 절반은 엉치를 가리킨다. 출산 경험 없으면 짐작만으로는 그 아픔 이해불가.

골반은 허리 밑 천추라는 큰 뼈가 골반의 뒷벽을 이룬다. 양쪽으로 장골과 연결되어 만든 넓적한 엉덩이. 골반의 힘으로 걷고 앉고 아기 낳고 오줌 누고 똥 누고 책상 앞에서 공부하고 고스톱에 면벽참선할 수 있다. 앞쪽 치골결합 아래로는 좌골이 받쳐준다. 골반강은 세숫대야처럼 넓적하고 가운데는 오목하여 내장과 자궁, 난소, 방광을 담고 있다.

기초가 튼튼해야 기둥이 바로 서듯 큰 골반 기초 위에 척추기둥을 세우고 꼭대기에 무거운 머리를 얹고 있다. 골반 앞뒤 좌우의 벌어짐, 요추와 연결된 모양에 따라 목에서 다리까지 영향을 미친다.

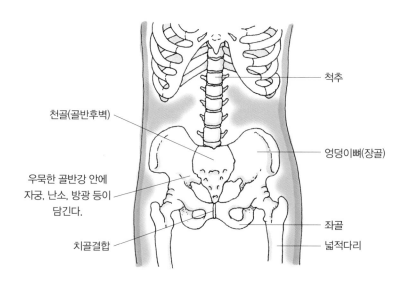

엉덩이의 천장관절은 연조직과 힘줄로 붙어 있는데, 임신, 출산, 좌식생활로 늘어난다. 엉덩방아를 찧거나 교통사고가 나면 힘줄도 늘어난다. 오래 앉아 있는 것이 서 있는 것보다 힘줄도 더 많이 늘어난다. 아기라도 업어보라. 엉덩이를 뒤로 빼서 아이를 업고 몸은 앞으로 숙이니 엉거주춤. 척추배열이 엉망 된다. 애 낳기도 힘들고 업어 키우기도 골반 고생.

골반뼈를 녹여 만든 아기의 몸

아기 뼈대를 무엇으로 만들었는가. 엄마 뼈, 특히 가장 큰 골반뼈를 녹여서 쓴다. 출산 후 이유 없이 엉치 아프고 다리가 탱탱 부으며 종아리가 땅긴다는 환자가 절룩거리며 들어왔다.

"처음엔 허리가 아파서 병원에 가니 디스크는 아니래요. 물리치료도 받았는데요, 이젠 골반도 삔 것처럼 아프고 종아리가 다 붓고 땅겨요. 결혼했는데도 생리통이 심하고요."

"아기 낳을 때 배만 아팠어요? 기억 좀 잘해보세요."

"아니요. 허리가 끊어질 듯 아프고 엉치가 뽀개지는 것 같아서 애 낳고 꼼짝도 못했어요. 생리 때면 허리가 더 뒤틀리는 것 같았고요. 도대체 왜 그러는지 답답해 죽겠어요."

진찰을 하니 허리는 쏙 들어가고 엉치는 뒤로 제껴져서 들려 있었다. 골반후굴증과 천장관절이 늘어나서 생긴 엉치 통증. 좌골이 들리면 긴장이 종아리에 걸려 붓고 땡긴다. 원인은 골반에 있는데 통증은 다리에 나타나니 좌골신경통과 헷갈린다.

"아기를 가지면 자궁이 무거워져 인대가 늘어나요. 골반 쪽 신경을 눌러서 엉치가 아파지죠. 애 낳을 때 골반이 벌어지는데 분만 후에 수축이 잘 안 돼서 골반통이 나타나요. 그래서 어른들이 산후조리 잘해야 한다고 귀에 싹이 나도록 말씀하는 겁니다."

"아이가 낳자마자 황달에 걸려서 누워 있지도 못했어요. 산후조리도 하지 못했고요."

출산 후 몸이 가장 약해졌을 때 엄마는 일폭탄이 터진다. 젖 먹이느라 손목에 무리가 가서 시큰거리고 무릎, 허리, 발목 등 전신관절에 통증이 온다. 출산 후 뼈, 관절을 챙겨야 함을 잊지 말자.

직장에서도 남자 체형에 맞는 의자 때문에 상체는 책상 앞에, 엉덩이는 뒤로 빠지게 되어 골반후굴이 생긴다. 또한 여성들이 신는 하이힐은 높은 굽만큼 골반이 뒤로 들리게 한다. 엑스레이에는 디스크 질환이나 뼈의 골절은 잘 나타나지만 골반후굴과 천장관절인대 약해진 것은 안 나타난다.

　출산 후 자궁이 수축하게, 골반이 제자리를 찾게 몸조리를 하자. 특히 모유수유는 방바닥 말고 의자에 앉아 두 다리 내려놓고 먹일 것!!

골반도 나이 들면 삭아

허리 아픈 거 젊을 때는 버티다가 나이 들어 엑스레이를 찍어보면 허리뼈는 괜찮단다. 그건 부러지지 않았다는 뜻일 뿐 아프지 않다는 얘기가 아니다. 요통의 원인에 디스크탈출증만 있는 것이 아니다. 골반의 천장관절 연결 부위가 떨어지거나 퇴행성으로 약해지는 것은 사진에 안 나온다. 본인의 아픈 느낌이 진실이다.

　평생 주방에서 무거운 솥을 들었다 났다 바닥에 쭈그리고 일하는 식당 아주머니, 머리에 무거운 짐을 지고 일하느라 아랫배에 힘이 쏠려 자궁이 밑으로 빠진 아주머니, 임신 중에도 늘 서서 수업해야 하는 교사, 잠시도 앉으면 안 되는 백화점 여직원, 밭에서 쪼그리고 일하느라 허리조차 펴지 못하신 할머니, 남편이 피임을 안 해서 억울하게 인공유산을 많이 한 여자 환자, 아들 낳겠다며 줄줄이 낳은 아주머니. 이 양반들은 척추와 골반에 퇴행성 척추관절증이란 병명이 붙는다. 말이 좋아서 퇴행성이지 뼈가 다 삭았다는 뜻.

　"온몸이 안 아픈 데가 없어. 밑은 빠질 것 같고 꼭 부숴놓은 것 같애. 삭신이 쑤셔 잠도 편히 못 잔당게로. 아들이 뭔지 골병만 들었제. 수술도 안 된다니 워치케 한디야. 홍화씨가 좋다케서 묵어도 보고 안 해본 게 없어."

"그러게 무슨 영화를 보신다고 아들 타령을 하셨어요. 골반이 삭아도 새 걸로 갈 수 없으니 수술을 못한다잖아요. 요즘은 한방약침이 뼈에 아주 좋으니 제가 놔드릴게요."

방바닥에 앉거나 무릎을 세우고 앉는 좌식생활은 더욱 불편하다. '골다공증' 편을 참고하시고 우선 의자와 침대 사용을 권한다. 부모님께 보료 대신 집 어디에도 놓기 좋은 철제 침대 선물 강추!

하이힐과 코르셋 유감

여자들의 하이힐도 짚어보자. 높은 굽만큼 바로 엉덩이뼈가 뒤로 들려져서 골반이 꺾이게 된다. 킬힐은 허리부터 끊어지게 'kill' 한다. 세숫대야 같은 골반이 들리면 물 쏟아지듯, 아기 담아둘 때도 힘들어진다.

2014년 골든글로브 시상식에서 여배우 에마 톰슨이 굽 15cm 명품 하이힐을 집어 던졌다. 하이힐은 여자들의 엄청난 고통이니 벗어 버리자고, 나는 지금 편하다는 것을 보여준 퍼포먼스였다.

피부 감각신경은 머리카락 한 개도, 모래알도 알아차린다. 코르셋으로 누르는 피부 압박은 신체적 스트레스를 유발한다. 몸이 짜증내고 심장과 호흡이 편치 못하다. 빠지라는 살? 눌러서 빠진다면 살도 아니고 공기겠지.

어딜 가나 입에 게 거품 물고 '벗자'교를 설파하는 나의 전도로 브래지어 쇠심을 빼고 거들을 벗은 여성이 홈페이지에 올린 사연.

속옷, 팬티, 겉옷…… 쪼이는 건 다 안 입게 되었어요. 그런데 얼마나 몸매가 좋아졌는지 몰라요. 전엔 라인이 검어지고, 분비물도 많고, 쪼이는 속옷으로 자국이 남아 살이 울퉁불퉁. 소화도 안 됐는데, 이젠 몸이 숨쉬는 것 같아요. 라인도 부드럽게 자연스럽고. 가끔 홀랑 벗고 자기도 하지요. 이불 속에서~ 홀가분하게 간지러운 느낌도 좋아요. 이 모든 건 내 몸을 바로 보면서 시작되었어요. 감사합니다.

오므린녀와 쩍벌남

TV에 모델이 나와 섹시하게 보이는 자세란 걸 가르쳤다. 다리가 길어 보이게 S자로 꼬거나 가지런히 옆으로 보내면 된다나? 그럼 골반이 갸우뚱 삐뚤어진다. 덩달아 척추와 목도 '피사의 사탑'이 된다. 근육이 꼬이고 허리, 목, 어깨까지 긴장이 온다. 이게 S라인의 내막.

다리를 꽈배기로 꼬면 안짱다리에 엉덩이가 벌어진다. 싫겠지? 여자 골반은 애기 낳아야 하니 넓고 남자는 좁다(뼈 구별은 이걸로 한다). 튼튼해지려면 골반 폭만큼 다리를 벌리고 앉아야 한다.

중국여행 가서 놀란 것 하나. 자전거가 쏟아져 나오는데 여자들이 미니스커트 입고 타는 게 아닌가. 한술 더 떠 치마가 바퀴에 걸릴까 봐 무릎 위로 걷거나, 치마 끝을 잡고 있다. 허걱. 팬티가 보이면 어쩌냐고? 관심 없다. 예쁜 팬티 입고 탄단다.

중국은 엄마 성을 써도 될 만큼 여권이 평등한 나라이기 때문일까? 만약 한국이라면 성폭행을 자초하며 당해도 싼 화냥년이라지 않을까? 조신하게 다리 꼰 여자들은 활달하게 기 좀 펴시라.

골반 튼튼 프로젝트

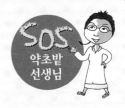

●— 아랫배를 냄비 뚜껑, 배꼽을 꼭지라고 생각하고 들먹들먹 깊은 숨을 쉬면 내장 마사지 효과와 함께 뇌순환까지도 좋게 해주며 복부비만에도 효과가 있지요.

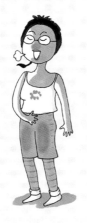 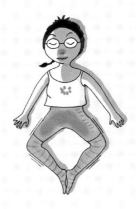

●— 반듯하게 누워 두 발바닥을 마주 붙이면 개구리 다리처럼 되지요? 이 자세에서 아래위로 20번 정도 끌어올려 주면 좋습니다.

●— 골반이 후굴되면 두 다리를 모아서 앞으로 잡아당겨 두 팔로 감싸안는 체조를 아침저녁으로 해주세요.

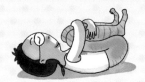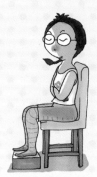

●— 의자 끝에 살짝 걸쳐 앉지 말고 엉덩이를 깊이 넣고 앉으세요. 의자가 높으면 하이힐을 신는 대신 발받침을 놓아서 무릎높이보다 엉덩이가 낮게 해주면 허리근육의 긴장과 피로가 덜하고 골반에도 좋습니다.

●— 뼈와 연골을 두루 보강하며 몸을 따뜻하게 데울 수 있는 식품을 많이 먹으면 됩니다. 힘줄데기라고 부르는 고기 부위, 꼬리곰탕, 골뱅이, 생선조림에 연골물질이 듬뿍 들어 있으니 집짓기 기초공사할 때 레미콘 붓는다 생각하고 많이 드세요. 청국장과 콩, 말린 생선, 무말랭이, 갓, 유정란, 표고버섯 등도 골고루 많이 드세요, 고마운 마음으로.

여자는 지방,
남자는 근육

힘없는 내가 싫다

고등학교 때 양궁선수로 전국체전에 나갔다. 대학교에 입학하자 태능사격장에 가서 총쏘기부터 배웠다. 옛날 영화, 여주인공이 '자기야~ 나 잡아봐' 하다가 잡히는 꼴도 싫었고, 따귀 맞아 울고 짜는 것도 지겨웠다. 힘이 달리면 무기(?)라도 잡겠다는 생각이었다. 세월이 흘러도 아동성폭력, 여성폭력, 가정폭력이라니 나 원 참!

나의 주종목은 침시술. 한의원에서 구부정하게 허리 굽혀 '침놓기'를 30년 수련. 그러자니 주말에는 콧김을 쐬어주고 굽은 등을 펴러 배낭을 메고 걷는다. 산에 오를 때마다 가쁜 숨, 땅기는 허벅지로 몇 걸음

안 가서 낑낑대니 언제나 하는 푸념.

"아이고오, 남들도 나처럼 힘든가. 왜 이렇게 근육이 안 생기지? 이만 하면 근력이 생길 때도 됐는데……."

참 억울하다. 아들 녀석이 하도 느물거려서 한 대 때렸다간 금방 손목을 잡혀서 간지럼을 당하기 일쑤니 에이 분해. 내가 젖을 먹여 키우고 밥 벌어 먹였지만 나보다 근력은 세니 도대체 웬일이니?

여자의 지방은 진화의 결과

여성호르몬이라 불리는 에스트로겐은 지방을 만들어내고 남성호르몬이라 불리는 테스토스테론은 근육을 만들어낸다. 근육은 부피는 작지만 에너지를 쓰면서 움직임, 즉 운동을 만들어낸다. 지방은 근육보다 부피가 4~8배나 커서 자리는 크게 차지하는데 에너지는 안 쓰고 몸에 저축만 된다. 즉, 근육은 운동하고 지방은 자리만 차지한다는 뜻!

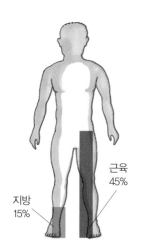

근육
45%

지방
15%

여자몸은 에너지를 모아 아이를 만들고 키우는 데 쓰도록 진화하였다. 몸이라는 한정된 공간에 근육과 지방 둘 다 많이 가질 수는 없다. 여자는 자궁이라는 고기능성 장부 때문에 임신, 출산, 수유 에너지를 저장하는 지방을 갖게 되고 근육은 부족하다. 즉 하드

웨어 크고 소프트웨어 좋고 경품까지 푸짐한
그런 상품은 없다.

남자는 지방이 15% 정도로 근육이 많아
근력이 좋겠지. 반면에 여자는 지방이 27%.
지방 1g은 근육보다 열량이 두 배 정도라 저
장한 걸 아껴 쓰면 40일 단식도 가능. 예수님
이 사막에서 하신 단식도 40일이었단다.

여성은 지방이 적어도 23% 있어야 매달 생
리를 규칙적으로 할 수 있다. 다이어트로 혹

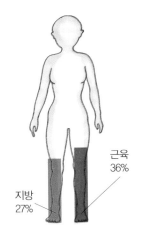

근육
36%

지방
27%

사 하면 생리는 끊어지고 머리털 빠지고 피부는 쭈글쭈글 희생이 크다.
남자는 추우면 근육을 와들와들 떨어 열을 내서 체온을 유지하지만
여자는 보온메리 입듯이 피하지방을 두껍게 하여 추위를 이긴다. 같은
몸무게라도 여자는 부피가 큰 지방이 많아 훨씬 통통해 보인다. 남자는
근육이 있으니 살도 안 쪄 보인다. 몸무게로 구박 좀 하지 말자.

여자는 임신배, 남자는 술배

출산 이후로 10kg이나 살이 찐 목련님. 아내의 달라진 모습에 남편은
'너무 무섭다'고 한단다. 아이 키울 에너지까지 모두 저장하려니 출산
후에 바로 살이 안 빠져 고민과 우울모드. 남자들은 어떤가. 근육이 에
너지를 다 써버리니 여간해서 살이 찌지 않는다. 배 나온 남자들은 왜?

그야 넘치는 스페셜 밥배, 술배에 운동부족 때문이지.

자, 출산한 아내와 술배 나온 남편이 같이 운동을 한다 치자. 여자는 근육이 적으므로 운동을 해도 소비가 어려워 살이 잘 안 빠진다. 남자는 조금만 운동을 해도 근육이 알아서 에너지를 써대니 군살이 쉽게 빠져 성과가 눈에 띈다. 남편이 아내에게 핀잔을 준다.

"마누라가 집 안에서 게을러 가지고 도대체 운동이라곤 안 하니 자꾸만 살이 찌지. 열심히 운동 좀 해보라고. 왜 안 빠지겠어."

아내는 슬프다. 젖먹이 하나만 낳아봐라. 밥 한번 편히 먹을 수 있나, 잠을 제대로 자나. 코알라처럼 엄마 몸에 딱 붙은 아이를 들었다 놓았다 하는 것도 팔다리가 휘청하고 허리가 시큰해서 온몸이 덕지덕지 파스 자국.

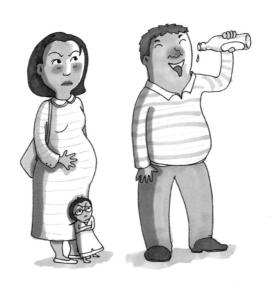

"뭐 운동을 안 한다고? 당신처럼 근무시간이 정해져봐라. 나도 다닐 수 있지. 하루만 나 휴가 주고 당신 혼자 애 좀 봐줘 봐."

남편과 아내 몸이 다르다 보니 이해부족으로 부부갈등이 깊어진다.

허벅지 빵빵, 근력을 키우자

영장류 덩치는 고릴라 〉 사람 〉 침팬지 순이다. 암컷들은 완경을 하면 거의 죽는다. 인간 여자들은 완경 후 30년 이상 오래 산다. 지방이 많고 체격이 큰 덕이란다.

빙하기에도 살아남을 수 있는 여자의 몸은 그 특별함 때문에 거꾸로 폭력과 핍박의 대상이 되었다. 세상은 코스모스 같은 여자를 예쁘다지만 그래도 근력이 있어야 산다. 가냘픈 허리에 앙상한 손목, 창백한 얼굴의 기운 없는 젊은 여자 환자.

"약 먹고 정신이 나걸랑 햇볕 많이 보고 운동 시작하세요. 20대에 근육과 뼈 힘이 최고치에 있어야 나이 들어 튼튼하게 살지요."

"운동하면 울퉁불퉁 근육 생기잖아요. 난 그런 거 싫어요"라는 퉁명스런 대답.

그렇게 근육이 생기기 쉬우면 내가 걱정도 안 한다.

스스로 강해져야 할 이유는 수백 수천 개. 내장도 근육이고 먹고사는 것, 당신의 현재와 미래가 모두 근력에 달렸다. 운동이 만병통치는 아니다. 무조건 우울증이 사라지고 행복감이 밀려오는 것도 아니다. 그러나 몸을 움직이면 혈액의 흐름이 좋아지고 산소가 들어오고 용기가 생긴다. 정신이 고양되고 자부심도 생긴다. 영화 「그래비티」의 산드라 블록처럼 허벅지 빵빵하게 근력을 키우자.

남자를
응원합니다

남녀상열지사도 고달퍼?

본과 1학년 해부학 시간. 살벌하고 긴장된 수업임에도 천방지축 나는 무서운 교수님께 "해구신 보러 창경궁 가요" 했다. 남학생들의 경악과 폭소. 해구신이 물개의 거시기인줄 모르고 얻어들은 풍월로 그만. 말이 씨가 돼서 과 전체가 창경궁을 가게 되었다.

놀라운 광경. 침팬지 두 마리가 격하게 끌어안고 있었다. 느낌이 달랐다. 마주 앉아서 섹스를 하고 있었는데 우리에게 '뭘 봐' 하는 표정. 마네의 그림 「풀밭 위의 점심」의 주인공 옷 벗은 여인의 당당한 눈길처럼. 그럴 때 심술궂게 돌을 던지려는 인간 있다. 패줬다.

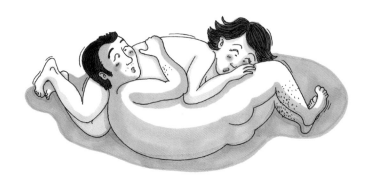

고달픈 세상에 남녀상열지사도 고단하다. 몸속에 자체 내장된 '내 몸의 캔디'로 생기발랄한 기쁨을 만들자는데 감정이 부딪치고 갈등이 증폭한다. 즐겁고 명랑 발랄하면 좀 좋으랴. 책 쓴다는 핑계로 야한 책과 영화를 섭렵했다. 영화 「셰임」, 「숏버스」, 「세션」도 보고 『버자이너 문화사』도 읽었다.

섹스에 있어서는 인간 복 많다. 숨어서 위험을 무릅쓰고 대장의 애첩을 건드릴 기회를 노린다. 그러다 들키면 무리에서 쫓겨나거나 숨통이 끊어지는 것이 동물의 왕국. 힘 쎈 놈이 암놈을 독식하는 동물과 달리 인간은 일부일처제로 짝짓기 못하는 남자가 거의 없단다. 그러니 인간의 구애는 힘으로 제압하는 대신 친밀감과 유대감을 높여 사랑받는 쪽이 훨씬 유리하겠다.

고릴라보다 위풍당당

섹스능력 또한 아주 월등하다. 다들 자기 물건을 내려다보며 한숨 쉴 필요 없다. 덩치는 영장류 중 으뜸인 고릴라 킹콩님은 고작 3cm, 엄지손가락만하고 정자수는 6000만 정도라니 저런. 인간보다 3배나 큰 거구의 몸매와 위세 떨 때는 가슴의 식스팩이 울근불근하고 섹시한 엉덩이를 가진 것치고는 좀 겸손한 편. 아프리카 어느 동네서는 '고릴라처럼 늘어졌다'면 입에 담지 못할 빅 욕이란다. 오랑우탄은 4cm 정도. 그렇지만 체위도 다양하고 시간도 길다.

그래 봬도 고릴라는 힘으로 밀어붙여 하렘을 이루고 산다. 암놈은 외견상 대장에게 속한 것 같지만 감시의 틈을 타서 젊은 수컷과 정분이 난다. 젊고 건강한 유전자를 받아 새끼를 낳는 게 이득이라는 거(생물학자들의 말씀). 저도 꽃미남이 좋은 걸 어쩌겠노. 대장은 화무십일홍이라고 젊은 놈한테 밀려서 싸우고 쫓겨나고……. 고릴라의 운명.

인간 남자는 그에 비하면 피부도 매끄럽고 몸매는 아담하지 엉덩이는 귀여운 데다 물건도 아주 큰 편이다. 10cm면 대단한 거다. 지구적 축복이다. 믿어라. 홀딱 벗고 음경에만 뾰족한 고깔모자를 씌우는 뉴기니 섬 부족의 풍습이 TV에 방영되었다. '코테카'라는데 무려 60cm가 되는 것도 있단다. 과대포장으로 시선을 집중시키는 홍보 전략? 좀 안 쓰럽다. 목욕탕, 화장실서 남의 것 비교하는 습관부터 버려라.

뱃살이 많으면 파묻힌다. 빼면 잘 보인다. 술이 시간을 길게 연장해 준다고? 남성호르몬을 억제시켜 성욕, 성기능저하, 쾌감도 무덤덤. 커피 많이 마시면 신경이 각성해서 흥분이 줄어든다. 바쁜 남자는 섹스할 때도 긴장한다.

존재만으로 사랑받자

음순을 잘라내고 봉합해서 콩알만큼만 뚫어 놓는 할례. 소변도 월경혈도 제대로 안 나와서 출산 때처럼 고통스럽다. 관습이라고 하기엔 너무 하다. 여성 성기를 훼손하는 나라에서 제일 추잡한 욕은? 클리토리스란다. 입 밖에만 내도 쌍욕이 되어 상대방을 모욕하고 기죽게 만든단다. 영원한 기쁨과 갈망을 일으키는 최고의 선물이 음핵 아닌가.

지구상에서 벌어지는 여자몸에 대한 학대와 고통은 진행형이다. 케냐는 법으로 금지되었지만 소말리아, 수단 등은 여전히 피해사가 엄청나다. 그래놓고 돈과 권력을 가진 남자들은 클리토리스가 온전한 케냐 여자를 애인으로 얻는단다. 말이 되냐.

오바마 대통령이 '대학 성폭력과 전쟁'을 선포했다. 미국의 성폭력 판결은 '합의하에 섹스 도중이라도 그만두란 요구를 받으면 중단해야' 할 정도로 엄격하다. 딸 같아서 쓰다듬거나 허리 한번 툭 쳐도 성희롱이다.

원조교제, 성매매처럼 돈과 지위를 이용해서 성을 사는 이면에는 존재 자체로 사랑받지 못한다는 불안감, 열등감이 도사리고 있는 게 아닐까. 힘을 남용하는 남자들의 어두움은 깊으리라. 남자 보는 눈이 발달한 마담 언니가 한 말. 입으로 쎈 척 뺑까는 것은 힘 딸린 자신을 감추

기 위한 오버질이라고. 황구라로 불리는 소설가 샘의 전설적인 명언 한마디, '한 자는 말이 없다.'

여자는 후각이 예민하고 중저음 목소리에 뿅 간다. 비누냄새 팍팍 풍기며 깃털을 가다듬고 조약돌을 주워 구애하며 재롱떠는 편이 귀엽고 쉽지 아니한가. 황제펭귄도 아는 지혜.

남자들도 아프다

남자들도 아팠고 아프고 아플 것이다. 원하지도 않았는데 다짜고짜 포경수술도 받았다. 평생 고추 얘기로 상처받고 성희롱 당했다. 말만 하면 '남자가', '남자니까' 분노가 솟구친다. 군대? 아들 낳으면 심란하다고들 했다. 집에 가면 쉼터? 말뿐이다. 안방은 아내방, 주방도 아내 것, 아이들방 빼면 겨우 거실소파뿐. 하루 종일 소파에만 누워 있냐고 눈 흘기면 베란다에서 담배 뻑뻑. 나더러 주인이라고? 부르르 떨린다.

피곤하다. 시월드처럼 처월드도 부담, 직장 흔들, 전셋값, 나이 들어가시는 부모 걱정, 돌아오는 제사 행사 부담에 섹스 할 기분도 아니다. 마누라가 최고 예쁠 때? 애들 데리고 친정 가서 며칠 있다 온다 할 때. 겉으론 섭섭한 척하지만 속으론 '앗싸, 내 세상이닷!' 이럴 줄 알았으면 돈 벌어 혼자 쓰며 카메라, 낚시, 캠핑이나 원 없이 할 걸. 꿈을 접은 건 아내만 아니다. 남자도 많은 것을 포기했다.

한겨레신문에 연재된 「김두식의 고백」에 나온 성노동자 김연희 씨의 인터뷰. 일하면서 느낀 한국 남자들의 특징에 대해 이렇게 말한다.

"말을 안 듣는다는 느낌, 외국 손님보다 배려심이 부족하고 거칠어요. 다들 정말 외롭고요. 자기가 집에 돈만 벌어다 주는 기계 같다는 분, 연애 상담 하는 분, 잠깐 친구 상대가 필요하다는 분, 심지어 저하고 애니팡 게임만 하다 그냥 가는 손님도 있거든요."

내 남자의 모습은 어떤지 아내가 깊은 눈으로 봐줘야 하지 않을까.

노팬티와 오럴섹스

나의 홈페이지 「약초밭(yakchobat.com)」에 '남편에게 바라는 섹스' 같은 글이 올라온다. 나는 답한다. 그러는 자기들은 얼마나 잘해서 무드 따지고, 이렇게 저렇게 해달라 요구도 많냐고. 남편들이 치사하고 아니꼬워 야동보고 풀겠다고. 이러면 둘 다 손해. 옳은 잔소리라도 성관계를 썰렁 냉담하게 만든다. 남편 미워 아이에게 버럭 소리라도 질러보라. 남편이 가출하거나 섹스리스로 원망이 쌓인 채 각방생활에 찬바람만 돈다.

출산 후 헐거워진 질, 케겔 운동하면 조일 수 있냐고 엉엉 울면서 묻던 여자. 남편이 들어오면 씻지도 않고 양말도 안 벗고 하재서 거절했다가 5년째 소박맞은 여자. 얼마나 피곤하면 그랬을까. 물티슈로 씻겨 줬더라면 나았을까.

발기가 되면 금세 고개 숙일까 봐 급해지는 게 남편의 성. 아기 재우고 씻고 크림 바르고 레이스 잠옷 입고 남편을 돌아보면 코곤다. 영화 「아웃 오브 아프리카」 봐라. 현관으로 달려가 얼싸 안으며 옷부터 벗기기 시작하잖은가. 원래 애첩들은 속옷 안 입는다. 아내가 노팬티로 기다린다는 상상만으로도 섹시하지 않나.

남자들은 늑대가 아니다. '치마만 두르면 벌떡 서는 변강쇠'도 아니다. 때와 장소를 못 가리고 껄떡대지도 않는다. 오히려 사려 깊고 수줍고 까다로운 성을 가졌다. 의무방어전 치르듯 위에서 힘든 체력운동에 상대의 표정과 오르가슴에 신경 쓰고, 머릿속에선 회사일과 프로젝트 계약까지 엉겨드는 남자의 성. 깊은 연민으로 여자들이 감싸고 나눠야 한다.

클린턴도 사족을 못 쓰던 '오럴'은 의무와 힘을 뺀 채 애무를 받기만 할 수 있어 남자들의 로망. 다만 상대가 인색하고 꺼리니까 부탁도 어렵다. 한편 적극적인 남편들은 아내에게 오럴을 해주고 싶은데 절대 못하게 하는 아내들이 아주 많다고 한다. 불만사항 1위. 아내들의 거부 이유는? 냄새, 소음순 늘어진 거, 색깔 짙은 거 다 흉하고 신경 쓰인다고. 풍부한 호르몬이 만들어낸 자연 예술인 것을 자신만 모른다.

나도 출산 후 늘어난 질이 헐거워져서 소박맞았다. 섹스 지진아였던 탓이기도 하다. 임신 중과 출산 후에는 오럴을 해줬으면 되었는데 뭘 몰라서 거절했으니……. 남자는 자신의 전 존재를 부정하는 것으로 받아들여 상처가 된다. 내 몸을 아끼듯 성기를 부드럽게 조물조물 토닥이고 애무하라. 입술은 또 다른 질로 물고 빨기에 최고의 성기.

고개 숙인 남자, 혈관 관리하라

발기는 해면체에 압력이 높아지면서 피가 들어차는 현상. 음경은 고혈압이 되지만 터질 염려는 없다. 발기능력을 오래 유지하는 것이 모든 남성의 소망. 그러려면 음경동맥이란 직경 1mm정도밖에 안 되는 가느다란 혈관이 깨끗하게 뚫려 있어야 한다.

담배는 혈관을 좁아지게 한다. 뱃살은 혈관을 기름때로 막고 당뇨라도 생기면 혈관이 삭는다. 쭈글쭈글 막혀서 각이 안 선다. 빳빳하던 것이 고개를 숙인다. 풀이 죽고 용기가 사그라진다. 온갖 핑계 대고 밖으로 돈다. 퇴근이 늦는다. 아내와 같이 있는 것을 피한다. 새벽에 귀가한다. 피차 이 갈린다.

당뇨를 앓는 40대 남자. 허우대 멀쩡하고 직업 좋다. 젊은 여대생과 재혼했다. 그런데 섹스가 안 된다. '아내기 세워주지 않는다고' 탓만 한

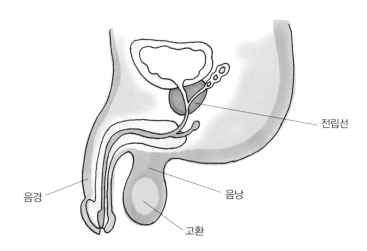

음경   전립선   음낭   고환

다. 뻔뻔하다. 어리고 순진한 아내는 뭘 몰라서 만날 당하고 산다. 밤마다 발기불능 남편이 달달 볶는다. 여자 얼굴에서 생기가 사라졌다. 자기가 안 되는 걸 젊은 여자로 선수교체만 한 거 아닐까? 건방죽인 건 자기 물건. 톡 까놓고 알아듣게 얘기했더니 삐쳐서 다신 안 오더라.

가느다란 음경동맥의 혈액순환이 잘되면 굵은 심장의 관상동맥도, 더 굵은 목의 경동맥의 혈관 건강도 좋을 것이다. 섹스 잘하면 삶의 활력에 운동도 절로 되고 심장 튼튼에 치매와 중풍 예방도 되고 이로움이 무궁무진하다.

전립선 비대증 미리 관리하자

다음은 전립선 비대증! 미리 관리하라. 인사동 술집에서 화장실을 갔다. 오래된 한옥이라 화장실이 옹색한데 바깥쪽은 남자소변기 안쪽은 여자용이다. 내가 들어간 사이에 어떤 남자가 들어와 용무를 보려는 기척이다. 소변보는 남자 뒤를 쌩하고 지나칠 수 없어 기다렸다. 한참을 서 있다. 묵언수행하듯 기다리는 자세. 찔끔 졸졸. 문틈으로 살짝 보니 문화계 거물. 민망해할까 봐 숨죽이고 오래 갇혀 있었다.

대한민국 남자들의 전립선 평균 무게가 20g에서 25g으로 커졌다. 육식과 영양과다와 비만 탓이다. 치맥과 야식도 보태줬겠지.

비뇨기과 샘이 해준 얘기.

"남자 여자 참 공평해요. 여자는 전반전에 월경과 출산으로 고생하고, 남자는 중년 이후 거의 전립선 비대로 힘들잖아요." 당신도 그러시다는 고백. 하루 종일 의자생활에 전자파에 자동차 운전도 해롭다. 걷자. 제일 굵고 빵빵한 대퇴 허벅지근육으로 걸어라. 혈관도 쭉쭉, 전립선에 군살도 안 끼게.

내 남자 정장에 자유를 허하라

여름 되면 딱하게 느끼는 것이 남자들 복장. 두툼한 뽕 들어간 양복과 딱딱한 와이셔츠 깃, 그걸 더 졸라매는 넥타이에 땀 차는 두꺼운 허리벨트, 앞이 꼭 막힌 구두까지 보고 있자면 사는 게 참 힘이 들겠구나 하는 생각이 든다.

하버드 보건대학원에 연수 갔을 때 이상적이었던 것은 세계의 보건정책을 주름잡는다는 유명한 교수들의 강의 복장과 저녁만찬 의상이었다. 콧수염 기르신 남자 교수는 나의 꽁지머리와 비겼다 쳐도 아래는 청바지에 윗도리는 재킷에 빨강 나비넥타이로 포인트를 줬으니 얼마나 개성적인지. 모두들 면 양복에 편한 신발을 신는 것이 생활화되어 있었다. 검은 양복 일색인 한국 교수들과 완전 대조적.

목은 머리와 몸통의 연결 부위. 잘록한 통로

에 신경과 혈관이 통과해야 하고 약한 목뼈와 근육 위에 무거운 머리가 얹혀 있어 피로하기 쉽다. 하루 동안 목과 어깨에 걸리는 무게는 수톤이란다. 삶의 누적된 피로와 스트레스는 짐처럼 짓누른다. 게다가 딱딱한 깃과 넥타이로 목을 고문하고 있으니 고개는 뭉쳐서 뻣뻣해진다.

목 앞쪽의 흉쇄유돌근 속에는 뇌에서 내장으로 가는 중요한 미주신경과 심장에서 뇌로 가는 경동맥이 흐른다. 가능하면 노타이인 편평 칼라 와이셔츠나 남방셔츠를 입는 것이 건강에는 좋다. 특히 혈압 높으신 분들이나 스트레스 지수가 높은 분들, 짜증이나 분심이 벌컥 치밀어 욱하는 성격들은 옷부터 바꿔봄이 어떨지. 회사들이 나서주라.

남자들에게 당부 한 가지 추가요!

더워지기 시작하는 초여름이면 구두를 바꿔보시오. 왜 앞이 뭉툭하고 꽉 막힌 겨울용 말고 그물눈이 있는 메시(mesh)라고 하나? 구멍 숭숭 바람 통하는 구두 말입니다. 발은 땅 쪽으로 있는 음두라고 했잖소. 발을 시원하게 해주면 무좀 걱정도 없고 바람이 술술 통해서 콧노래에 기분도 상쾌해질 것이오. 구두 살 형편이 아니라고? 그럼 술값, 담뱃값을 아껴서 내 발을 위해 투자하시면 발이 젊음을 유지할 게요. 글쎄 몸 중에서 제일 빨리 늙는 것이 발이라니깐.

붓질로 비구름을 부르다

고기에는 좌우가 없고 앞뒤만 있을 뿐이라는 명언을 남긴 자유육식연

맹 총재는 밴드 '피해의식'의 보컬. 아스트랄한 외모와 달리 노래 「나한테 왜 지랄이야」의 가사는 이렇다.

'지옥 같은 이곳에 탈출구는 어디에. 보이지만 나갈 용기는 없어. 전부 때려치우고 집에 가고 싶지만. 나만 쳐다보는 처자식 때문에. 어쩌다 내 인생이 이렇게 되었나. 난 그저 최선을 다했을 뿐인데……'

고기값이 싸져 월급 전날에도 사먹을 수 있었으면 좋겠다는, 대출이자에 쪼들리는 가장의 절규. 위로하고 달래줄 약은 가족의 사랑밖에 없다. 좋은 섹스만큼 명약은 없다. 유대와 결속, 쫀득접착제에 소화제, 진통제, 신경안정제, 항우울제에 활력소에 부작용도 없다. 여자가 피임약을 먹으면 성욕이 팍 줄어든다. 콘돔을 확실히 챙겨 임신의 공포 없이 섹스에 몰두하게 하는 건 남자 몫.

직장일, 육아와 살림 좀 대충하고 기운 아끼라. 남편과 사랑에 열렬하라. 잡은 고기도 살리려면 밥을 줘야 한다. 달걀 후라이 얹어주고, 궁둥이 톡톡 두들겨 출근시키고, 현관 앞에 아이와 함께 허리 꺾어 배꼽인사하라.

미운 짓만 골라하는데 왜 그런 짓까지 하냐고? 섹스는 할 수 있을 때 하지 못하면 하고 싶을 때 할 수 없어지는 그런 날이 온다. 인생 낭비 마시고 열심熱心, 진짜 열 내야 할 일은 화火가 아니라 사랑입니다.

마음도 몸도 찰떡궁합이면 화려한 금수강산
마음도 몸도 따로국밥이면 깜깜한 칠흑강산
몸은 맞는데 마음이 외로우면 나홀로 적막강산

그대들은 어느 강산에 살고 싶으신가?

인생은 둥둥 꿈속. 환락의 날 헤아리면 몇 날이나 될꼬(이백). 그대여 붓 기둥을 굳건히 잡아 천천히 비구름을 부르소서(筆勁健暹雲雨)!

2부

애무하면
낫는다

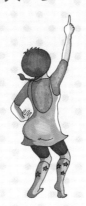

자궁 지키기
프로젝트

자궁에 혹은 흔한 것

초음파와 내시경으로 뱃속을 들여다보는 시대가 되다 보니 여기저기 혹들이 보인다. 자궁에 버섯 같은 근종이나 폴립, 난소에 메추리알 같은 물혹이 있는 여성을 30%에서 50% 정도로 추정한다. 자궁이 '작은 버섯들이 돋아난 정원' 같다는 시인도 있었다. 혹 중에는 근육에 파묻혀 통증 없는 것이 훨씬 많다. 이들은 완경이 되어 에스트로겐 호르몬이 감소하면 자연히 자궁과 함께 줄어들어 평생을 조용하게 마감한다.

모임에 참석한 뒤 돌아오려는데 선배 언니가 차나 한잔하자고 불러 앉혔다. 얼굴이 약간 붉어지는 듯하더니 속삭이듯 묻는다.

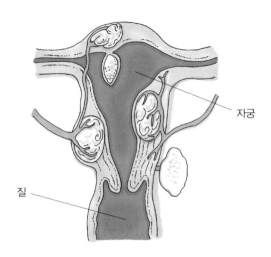

*자궁의 혹 모양

자궁

질

"자궁에 혹이 생겼다는데 의사가 들어내자고 해. 얼마나 가슴이 철렁 내려앉는지."

"얼마만한 혹이라는데요? 혹도 혹 나름이지 양성근종이면 언니나 내 나이 때는 월경 끝나면 자궁이 줄어들어 혹도 같이 쪼그라들기 때문에 걱정 없어요."

"1센티미터라고 그러던데."

"그런 건 아주 흔해요. 언니, 다른 병원 더 가서 진찰받으시고요, 그중 한 군데는 꼭 여자 의사의 의견을 들어보셔야 해요."

선배는 이름만 대면 알 만한 여자임에도 불구하고 의사의 말 한마디에 상심과 불안의 나락으로 떨어졌다. 그 후 다른 산부인과에서 검진을 받았고 어디 혹이 보이느냐고 이 정도는 혹도 아니라고 수술할 필요 없다는 얘기를 듣고 안심했다. 지금도 홈페이지에 심심치 않게 올라오는 사연 중의 하나. 겁먹지 말고 알아보자.

자궁에 혹은 왜 생길까

아무도 혹이 왜 생기는지 원인을 정확히 모른다. 다만 에스트로겐 호르몬의 과도한 자극으로 내막이 과잉증식하거나 근육층에 혹이 생긴다고 추정한다. 호르몬은 육류 유제품 등 식품을 통해 우리 몸속으로 들어와서 축적된다. 몸속의 난소뿐만 아니라 지방에서도 생성되는데 과잉으로 만들어진 후 분해 배출되지 않고 자궁을 자극해서 혹을 자라게 한다.

비혼 여성, 출산 경험이 없는 경우 호르몬의 영향은 계속되므로 월경 주기에 따라 자라게 된다. 스트레스 또한 한몫 크게 한다. 직장, 가정에서 받는 과중한 스트레스와 피로가 몸의 건강을 해치고 자궁과 난소의 에너지장을 교란시킨다.

내 생각엔 20대도 자궁근종이 생기는 것을 보면 현대여성들의 식생활과 환경이 문제인 것 같다. 초등학교 6학년이면 다들 초경을 하고, 먹는 것은 과잉이고, 체중이 는다. 12년의 학교생활 동안 걷지도 달리지도 않고 앉아만 있으니 운동부족에, 늦은 결혼으로 초경 시작 후 15~20년이 지나야 임신을 한다. 그 사이 자궁

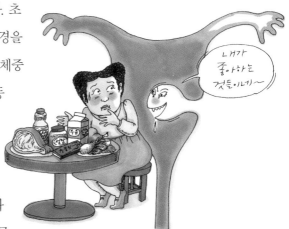

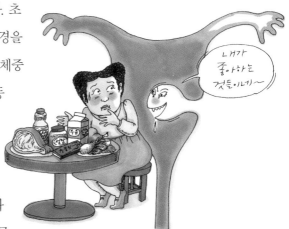내가 좋아하는 것들이네~

은 아기 대신 살덩어리 근종의 씨앗을 만들어 키우는 게 아닐까?

옛날 소는 3년 키웠는데 지금은 축산기술이란 이름으로 2년 만에 조기성장시켜 살찐 소를 만들어낸다. 잔치에 잡았던 돼지는 6개월짜리가 60kg이었는데 지금은 110kg. 이걸 먹고 자란 아이들은 키도 크고 몸집도 우람해서 좋다고들 한다. 하지만 성조숙증이 오는 이유와는 어떤 관계가 있을지……. 근종, 내막증 등 여성질환의 증가에 현명한 식생활이 필요한 시대다.

내적인 분노와 성적인 스트레스와 억압이 자궁에 쌓이면 임맥의 경락 흐름이 막히고 굳은살로, 근종으로, 섬유종으로, 내막증식으로 아픔을 호소한다. 유산 후에 자궁내막세포들이 흩어져 자궁내막증, 자궁선근종, 내막유착증 등을 일으키고 심한 생리통이나 출혈 등을 일으키는 경우도 있다. 자궁에 고통의 씨앗을 뿌리지 말라!

정서적으로는 자신의 생식능력을 비하하거나, 모욕적인 성관계로 혹사당하거나, 또는 풀지 못한 상처와 분노가 쌓여도 자궁은 병들어간다.

수술 진단을 받으면

대부분 진단을 받고나면 자책감과 함께 억울함으로 괴로워한다. 분해서 펑펑 울고 주위 사람들이 다 밉고 수술하라는 의사에게는 왜 못 고치냐고 화를 낸다. 화풀이 대상을 찾는 것은 쉬운 일. 인정할 건 인정하고 자신부터 용서해주자. 나를 용서해야 돌보기와 보살펴주기라는 치유를 할 수 있다.

수술 시에는 혹의 크기나 위치에 따라서 개복이나 복강경 등 방법이 달라진다. 전체 적출이냐 부분 혹만 제거하는가도 판단해야 한다. 비혼이냐, 출산을 했느냐, 나이와 상황, 건강상태에 따른 고려도 해야 한다. 사람마다 감당하는 능력도 다 다르다. 6~7cm도 무서워하는가 하면 9~10cm도 지켜보며 살겠노라고 씩씩한 분도 있다.

우선 수술할 정도가 아니거나 더 기다려볼 의지가 있다면 하루 빨리 자궁과 난소를 치유의 약과 기운으로 감싸 좋은 에너지를 넣어주자. 나이가 젊으면 매달 월경과 호르몬의 작용으로 계속 자란다. 치료는 근종의 속도를 늦추고 고통스런 증상을 완화시켜서 출혈과 통증을 조절하는 것이다.

펑펑 쏟는 출혈이 줄어들어 지친 몸과 마음에 생기가 돌면 혹과 사이좋게 지낼 수도 있다. 수술시기를 늦출 여유도 생긴다. 자궁을 좀 더 오래 지키는 것은 좋은 일.

한방치료는 이렇게

복부의 냉적을 풀고 어혈을 삭히고자 배꼽둘레에 아주 가느다란 침을 놓는 것을 기본 치료로 한다. 안 아프다. 자궁근종 환자들은 복부혈들이 꽁꽁 막혀 있다. 뱃속 지하철의 순환은 피부에 있는 역만 소통해도 나아진다. 무섭다고 침 못 맞던 환자들도 아랫배가 따뜻해지고 소화 잘

되지, 설사도 멎고 허리 아프던 것도 나아지니 참 기뻐한다. 덤으로 꿈틀하는 감각이 생겨서 성욕도 살아난다고.

어혈제와 온경약, 조경탕 등 자궁과 난소의 순환을 돕고 생기 에너지를 넣어주는 치료약을 쓴다. 보통 음식을 주의하고, 속옷 따뜻하게 챙겨 입고 많이 걸어주면 통증이 수그러들고 견딜 만해지기도 한다. 개미굴처럼 자궁근육 속을 파고드는 선근종이 있으면 참기 어려운 통증이 일어난다. 통증을 못 참겠으면 한 달에 1~2일은 전문 진통제 도움을 받는 것이 좋다. 참으면 더 아프고 서럽다.

기적을 만들어내는 아기들

근종이 있어도 임신하고 아기 낳을 수 있다. 시간이 넉넉하고 근종 자체만 수술이 가능하다면 제거 후 어혈치료를 하고 적어도 3개월 후에 임신 시도를 한다. 자궁근종이 커서 수술할 때 근육층 손상이 불가피하면 임신에 지장을 줄 수 있다. 그런 경우에는 빨리 임신부터 하는 것이 좋다. 물론 말은 쉽다. 임신중에 아기가 충분히 자랄 공간도 부족하고 혈행도 나빠져 유산 가능성이 있는 것도 염두에 둬야 한다.

불같은 성격의 남편과 사는 게 늘 공포였던 박선생. 힘든 과정을 거쳐 이혼 후에 남은 건 10cm도 넘는 자궁근종. 어지럼증, 복통, 요통, 월경통이 극심해서 하루 이틀 죽을 정도로 아프면서도 진통제로 버텼다. 어느 날 찾아온 새 사랑. 좋은 남자친구를 만나 재혼을 고려하며 아기를 낳고 싶었다. 병원에선 출산과 동시에 자궁적출을 권유하였다.

근종은 이미 자궁보다 커져 있었기 때문에 아기를 키워내는 일은 불가능해 보였다. 그러나 나는 믿는 게 있다. 사랑의 결실을 맺는 것은 우주적 인연이라는 것을. 자궁이 좋은 에너지로 바뀌길 기대하며 월경통, 요통과 여러 증상들을 다스리며 기다렸다.

임신의 기쁨도 잠시, 6개월쯤 되자 우려했던 대로 증상이 나타났다. 임신 중에 먼저 자란 근종이 눌러 아기는 겨우 500g밖에 못 자랐다. 근종이 너무 커버렸던 것. 만삭처럼 배가 불러와 배가 찢어지는 듯해서 병원에 일주일 입원. 산부인과 샘도 무슨 뾰족한 수가 있겠나. 의사가 아기를 키우는 게 아니고 아기와 엄마 자궁이 합심해서 자라고 키워내는 일인 것을.

퇴원하면서 곧장 한의원으로 왔다. 옆구리부터 불룩해져 터질 듯 땡긴단다. 테이핑을 해주고 집에서 하는 법을 알려줬다. 처방은 임신 개월 수에 따른 안태음安胎飮을 차 마시는 농도로 출산 때까지 계속 마시는 것. 산모는 잘 견뎌냈고, 아기도 쑥쑥 자랐다. 막달에 3.5kg까지. 게다가 자연분만으로 순산했다.

순산을 했음에도 근종이 너무 커서 배가 들어가지 않았다. 그러나 엄마는 똑똑하고 냉철했다. 이왕 수술을 할 거면 모유수유를 하겠단다. 1년 젖을 다 먹였다. 그리고 수술을 받았다. 근종 크기는 무려 20cm가 넘고, 무게는 2kg에 육박했다. 의사들도 당근 놀랐다.

엄마의 지혜와 용기, 남편의 든든한 애정, 아기에 대한 사랑이 이루어낸 기적이었다. 우리 모두에게 큰 공부를 시켜준 아기. 까만 눈으로 침착하게 나를 바라보며 속으로 말하는 듯했다. '내가 해냈어요. 참 장하지 않아요. 선생님?' 끄덕끄덕.

이름도 헷갈린다, 자궁내막증

자궁내막은 원래 자궁 가장 안쪽에 월경주기에 따라 부풀어 오르는 조직층을 말한다. 여기에 '증'자를 덧붙이면 병명이 된다. 내막은 자궁 안에만 있어야 마땅한데 바깥쪽인 난소나 자궁인대, 나팔관, 골반강 등에 퍼져 자라면 문제. 복막이나 수술 시 절개한 부위에도 잘 생긴다.

자궁내막증이 왜 생기는지에 대해 학설이 분분하다. 월경혈이 난관을 통해 역류해서 골반 내에 퍼진다는 설, 골반복막 일부의 이상 분화로 생긴다는 설이 있지만 추정만 할 따름.

많은 여자들이 월경 때 의자에 꼼짝도 안 하고 앉아 있는다. 피를 막고 있는 셈. 휴식 때나 일어나서 화장실 가서 소변보면 그때 혈액이 나온다. 하루 8~10시간씩 앉아 있는 여학생, 직장인들, 왈칵하고 월경혈이 난관으로 역류하지 않겠는가. 월경혈이 자궁경부로 빠져 나가지만 일부는 나팔관으로 역류하여 생길 수 있다는 말이다. 월경 중에 성관계를 해도 역류될 수 있겠지. 소파수술이나 개복수술 후에도 많이 생긴다. 태생적으로 내막조직이 여기저기 흩어져 있을 수도 있다. 완벽한 몸은 없으니까.

면역기능이 떨어졌을 때 자궁내막이 역류되면 제거능력이 떨어져 자궁내막증이 발생하기도 한다. 스트레스와 면역저하, 호르몬의 지나친 자극 등이 관련되어 있는 것으로 생각된다.

호르몬의 영향으로 자궁내막이 부풀 때 자궁 바깥에 있는 내막조직도 덩달아 부풀어 충혈이 되고 증식된다. 이때 주머니(내막종)가 형성되면 월경혈이 차게 된다. 내막 속의 혈액은 골반강이나 복강에서 빠져 나가지 못하고 심한 통증을 일으킨다. 어혈이다.

그 결과 출혈, 염증, 낭종이 생기고 조직에 상처가 남는다. 월경통, 배란통, 성교통, 불임증을 일으키고 사람에 따라서 밑이 빠질 듯한 고통과 배변감을 느끼게 된다. 구역질에 진땀을 흘릴 만큼 통증이 심하고 요통, 하복통, 어지럼증도 생긴다. 또한 자궁내막증은 유착과 자궁외임신, 유산의 가능성을 높인다. 나팔관 운동을 방해한다든지, 유착을 일으키거나 난소기능을 감소시켜 불임의 원인이 될 수 있다.

자궁내막증의 치료

치료법을 결정할 때 고려할 점은 나이, 증상, 발병 위치, 통증 정도, 임신희망 여부, 가족력, 호르몬 치료 경험 등이다. 보통 내막종이 4cm 이상이면 수술로 제거한다. 수술 후에 난소의 에스트로겐 생성 차단과 월경 중지를 위해 폐경 유도 주사를 맞는다. 일시적으로 월경을 멈추어 재발률을 낮추려는 것. 하지만 급작스런 안면홍조에 몸이 쑤시는 증상으로 환자들은 쩔쩔맨다.

수술은 이미 있는 문제들을 긁어낸 것뿐. 자궁내막증을 만들어내는 에너지장은 변한 것이 없기 때문에 재발이 잘된다. 젊기 때문에 월경은 계속되고 영향은 지속적이다. 결국 건강한 월경과 내막의 소멸, 비염증화와 함께 에너지장이 바뀌어야 한다.

한방에서는 '어혈적취'로 보아 어혈을 풀고 삭힌다. 지혈을 꾀해 적당한 주기로 알맞은 양만 월경을 하도록 하는 조경제를 처방한다. 작게 흩어져 있는 내막들은 풀리어 자연스럽게 흡수되게 된다. 한편 기진맥진한 면역계를 생생하게 만들어 제 역할을 다할 수 있도록 몸을 회복시켜야 한다.

수술적 방법이든 호르몬 요법이든 반드시 몸조리와 활혈조경제의 치료가 필수적인 이유다. 수술 후에 깨끗해졌다고 방심은 금물이다. 몸의 치유는 그때부터 시작.

자궁엔 사랑만 담자

내 생각엔 여자들이 자궁과 난소를 스트레스와 분노, 상처와 적개심을 쌓아두는 폴더로 이용하고 있는 것 같다. 몸은 나의 심리상태까지 세포언어로 반응한다. 성적으로 건강하게 해소되지 못한 욕망과 수치감, 좌절감 모두 자궁과 난소가 알아차린다.

어혈은 뭉치고 종양은 자라며 아픔은 속에서 들끓는다. 생식도 뇌부터 시작한다. 머리와 가슴에 맺힌 스트레스를 치료하면 자궁과 난소의 아픔도 사라진다. 무엇보다 마음치료가 가장 먼저다.

본인들은 깨끗이 수술됐다고 상황종료라고 생각하는데 짧게는 몇 달, 길게는 몇 년 뒤에 후환이 생긴다. 물혹, 선근종, 자궁내막증이 수술해도 다시 생기는 이유는 혹을 만드는 나의 에너지장은 그대로이기 때문이다.

여태껏 힘들게 살아온 나의 자궁과 난소를 따뜻한 마음으로 바라보자. 부드러운 손길로 쓰다듬자. 치료는 좋은 에너지장을 만들어주는 것부터다.

자궁의 혹, 꼭 수술해야 하나요?

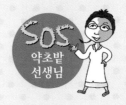

● — 유제품과 고기, 지방 식품을 많이 먹으면 성장호르몬과 에스트로겐이 과다하게 분비되어 출혈과 혹의 성장이 촉진될 수 있습니다. 조심! 채식으로 바꿔야 합니다. 지혈작용을 하는 연근, 양배추, 우엉을 차로 마시면 좋습니다.

● — 한두 달쯤 피를 흘린다고 심리적으로 위축되지 마세요. 체력이 달리고 어지러우면 한방 지혈제가 듬뿍 들어간 거원전이나 당귀보혈탕으로 지혈 먼저 하면 기력은 쉽게 회복됩니다. 녹용 등 고가의 동물성 약재나 개소주 드시는 것 금물.

● — 체중이 증가하면 혹도 자랄 가능성이 큽니다. 설탕, 초콜릿, 음료수, 튀김을 줄이세요. 브로콜리, 양배추, 겨자잎, 순무 등 십자화과 채소도 많이 드세요.

● — 낮은 신발을 신고 다리를 꼬지 않아 골반울혈을 풀고 충혈을 예방합니다. 늘 걸어서 골반순환을 원활하게 해주세요. 패스트푸드, 서양식 식단 대신 우리 전통 식단인 산나물과 쌈채소, 된장국, 김치 등으로 돌아갑시다.

빈궁마마 되기는
신중하게

자궁수술 권하는 사회

40대 초반의 열혈 여기자의 전화.

"선배, 평생 처음으로 한 달에 두 번 생리를 했어. 병원에 갔더니 혹이 좀 있대. 한 6센티미터 정도라 혹만 좀 잘라내면 괜찮겠다는데 그러면 되겠어?"

"위치가 좋으면 개복하지 않고 혹만 떼어낼 수 있지. 그리고 몸조리 잘하면 돼. 앞으로 나물밥상으로 바꿔야겠다."

얼마 후 바쁘기로 소문난 '만 볼트 밧데리' 기자가 직접 나타났다.

"내가 잘못 알아들었어. 오늘 갔더니 이제 애 낳을 것도 아닌데 놔둬서 뭐 하냐고 100% 강요하는 것은 아니지만 들어내자네. 자궁이 없으면 월경도 안 하고 암도 안 걸리니 근본적인 해결책이라고. 그러면서 히스테리 어쩌구 하는 용어를 쓰기에 '그건 여성을 폄하하려고 쓰는 말 아니에요?' 그랬더니 입을 다물대."

"얼마 있으면 생리 끝나고 자궁도 줄고 덩달아 혹도 쪼그라든다고 하지 않아?"

"아니."

"질을 막아버리면 성생활에 곤란을 겪는 여자들도 있는데 고려해봐야지."

"그래? 난 그냥 구멍이 뻥 뚫려서 뱃속으로 연결되어 있는 줄 알았는데 아니구나."

"수술 후에 이런 문제로 고민이 많을 텐데 다들 입 막고 침묵을 지키고 있는 거지. 우리나라 여성들, 성에 관해서 얘기하기 수치스러워하잖아. 게다가 자궁 문제라면 불결하고 성행위 탓이라고 매도해서 더 쉬쉬하는 분위기야."

"야, 진짜 억울하다. 여자들한테 너무하는 거 아냐?"

여자에 대한 오해는 워낙 뿌리가 깊다. '히스테리'라는 단어는 자궁을 뜻하는 그리스어에서 나온 말. 겸손하거나 복종적이지 않은 여자들은 자궁에 문제가 있다는 뜻으로 이를 '히스테리아'라고 한다네.

나의 자궁을 들어내면

크리스티안 노스럽이 지은 『여성의 몸 여성의 지혜』를 보면 단지 자궁이 질 쪽으로 밀려 내려오는 증상 때문에 자궁적출수술을 받은 여성이 있다. 수술 후에는 복부근육이 약해져서 앉기도 힘들어졌다. 그렇다고 아랫배의 통증과 불편함이 사라진 것도 아니고, 방광이 밀려 내려와 자궁에서 나오는 프로스타글란딘의 혈관보호능력이 떨어져 심장병과 고혈압 위험이 높아지니 다른 문제를 안게 되었다고 한다.

한국여성민우회 설문조사에 따르면 자궁적출술 이후 후유증을 앓고 있는 여성 중에는 수술 전 자세한 설명을 듣지 못한 사람도 많고, 심지어는 혹의 크기와 성질, 위치도 자세히 알지 못한 환자까지 있었다.

홀로 남겨진 질은

배를 열어서 자궁을 들어내는 것은 의사샘이나 환자 모두에게 어렵고 힘든 수술이다. 배꼽 아래 피부를 절개하고 지방층, 복직근, 복막, 대망을 차례로 절개하여 죔쇠로 벌린 다음 깊숙이 살펴야 자궁과 난소가 보인다. 상황에 따라 자궁은 일부나 전부 또는 난소와 함께 제거한 후 반대 순서로 여러 겹의 봉합을 한다. 자궁 전체를 잘라내면 경부 입구를 꿰매어 막은 뒤 질은 막다른 골목처럼 그렇게 남겨진다.

남자들은 세게 하는 피스톤 운동이 최고인 줄 아는데, 무뚝뚝하게 인사도 없이 자궁경부에 닿으면 깜짝 놀라고 아프기만 하다. 충분한 애무로 질에서 촉촉한 땀이 나고 분비물이 나오면서 귀두가 부드럽게 경부에 닿으면 질이 빈틈없이 채워지며 부르르 떨리는 쾌감이 느껴진다.

자궁을 들어낸 여성의 질은 끝이 막혀 경락이 차단되어 에너지의 흐름이 활발하지 못하고 분비물이 줄어든다. 가뜩이나 자궁이 없다는 생각에 마음도 위축되고 성관계 때 통증이 생기다 보면 기피하게 된다. 혹시 남편의 요구를 들어주지 못하면 어쩌나 하는 미안함 때문에 억지로 고통을 참으며 섹스를 하기도 한다. 연구결과를 보면 성행위 자체를 중단한 사람도 많고 성욕이 줄어든 경우는 절반이 넘는다고 한다. 두통과 현기증, 불감증에 시달리며 상실감은 우울증처럼 찾아든다.

세상이 끝난 게 아니다. 각방 쓰며 괴로워 말자. 뱃속 깊이 허탈한 냉

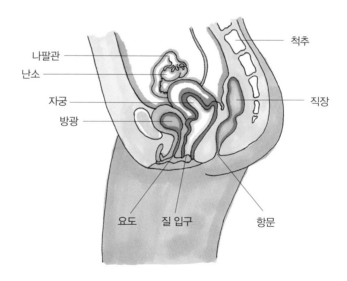

기를 몰아내자. 수술은 끝이 아니라 자신을 보살펴줘야 하는 '돌보기 프로그램'의 시작이다. 섹스는 머리와 가슴으로 느끼는 것. 파트너의 진심 어린 위로와 배려, 다정한 애무가 큰 힘이 된다. 고통의 잔을 함께 마시지 않는 자는 영광의 자리에 함께 도달할 자격이 없다고 하였느니.

늘어나는 자궁수술과 제왕절개

지방의 여성장애인단체 강의를 갔을 때다. 시작하자마자 맨 앞 줄 여자가 울기 시작했다. 강연을 마친 후 알게 된 사연. 소아마비를 앓아서 다리가 좀 불편한 정도지만 운동도 할 만큼 건강하고 아직 30대인데 수술을 받았다. 자궁근종은 그리 크지 않았는데도 고려 없이 자궁 전체를 들어냈다고 한다. 바로 2개월 전에. 여성장애에 대한 편견이 작용한 건 아닐까 안타까웠다.

자궁이나 난소를 제거하는 수술은 여성의 몸에 큰 충격을 준다. 건강보험심사평가원에 따르면 2012년 자궁근종 진료환자 수는 28만여 명. 자궁적출술은 1만 4549건, 자궁근종절제술은 1만 1769건으로 매년 2만 5000명 가량이 자궁수술을 받았다.

미국 60대 이상 여성 3명 중 1명꼴로 수술을 받았다. 하지만 프랑스는 18명 중 1명만이 수술을 받았다. 이 차이는 어떻게 설명할 수 있을까?

세계보건기구(WHO)에서는 자연분만을 적극 권장하고 있으며 부득

이한 경우에만 제왕절개로 분만을 하도록 하고 있다. 제왕절개는 산후 감염증 위험이 높고 유착이 되기 쉽다. 자궁수축도 더디며 통증과 출혈에 합병증도 생길 수 있다. 자연분만은 오로가 깨끗이 빠져나가고 자궁수축이 잘되어 회복이 빠르다.

우리나라의 경우 2012년 제왕절개수술로 분만한 비율은 36.5%로 전년도에 비해 0.5% 상승했다. 세계보건기구 권고치인 15%의 2배가 넘는다. 2010년까지 줄어들던 제왕절개수술 비율이 다시 상승추세로 바뀐 것은 고령 산모가 늘어난 탓도 있다. 병원에서 자연분만을 시도하다가 안 돼서 제왕절개를 해도 추가비용을 못 받는 건강보험 시스템 때문에 처음부터 제왕절개를 권하는 경우가 많기 때문이라 지적하기도 한다.

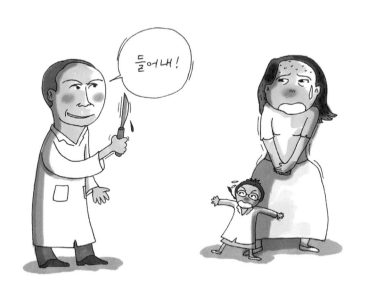

쓸모가 없어졌기 때문에 잘라내도 된다거나 문제만 일으키니까 그냥 떼어내는 것이 낫다거나 어차피 또 배를 여느니 한 번에 잘라버리면 뒤탈이 없다는 것은 수술 이유가 안 된다. 훗날 자궁에 암이 생길까 봐 없애버린다면 왜 전립선이나 고환 등은 암이 생길지도 모르는데 놔두는 건가.

여자들은 다 자기 탓으로 돌리고 죄책감을 내면화하며 자궁 상실에 대한 수치감과 함께 깊은 상처를 입을 수 있다. 악성 암이 아닌데도 뱃속의 혹이라면 반드시 제거해야 할 대상으로 보아 자궁과 난소를 희생시키는 것은 신중하게 생각하자. 내 몸이니까.

수술하기 전에 따져봐야 할 것들

자궁과 난소는 단순히 쓸모가 없어지면 폐기처분해도 좋은 살덩어리가 아니다. 여성이 지닌 창조력의 원천이며 자기 존중감의 근원이다. 미국의 유명한 여성질환 전문의사인 캐롤린 미시는 근종을 '자신 속에 표현되지 못하고 눌러놓았던, 탄생되지 못한 자아의 창조성을 나타내는 것'이라고 하였다.

자궁을 들어내는 것 또한 심신의 에너지 흐름을 망가뜨리는 것. 자궁과 난소를 들어낸 여성들은 나중에야 억울해하며 때늦은 후회를 한다. 환자들은 나에게 많은 질문을 한다. 나라면 내 가족이라면 어떻게 조언해줄까. 내 입장은 확실하다. 수술이 꼭 필요한지, 수술로 얻게 될 이익

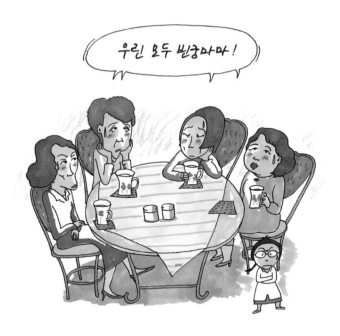

은 무엇인지, 반대로 위험성과 합병증은 어떠한지, 수술 후 회복기간은 얼마나 되는지도 알아본다. 차선책은 있는지, 있다면 수술을 조금 연기하고 다른 치료를 먼저 받아보는 건 어떨지. 여자를 존중하는 이해심과 경험 많은 의사에게 상담을 받아 제대로 알아보고 자유롭게 선택해야 후회가 없다.

쉰 살 넘어 동창회에 나가면 혹시 너도? 나도? 절반이 빈궁마마다. 인생 숙제 다 하고 이제 겨우 '자신만의 방과 시간'이 생기려는 찰나에 건강이 무너지면 삶이 흔들린다. 지혜와 용기를 발휘할 때!

재발한 근종으로부터 자궁 지키기

이미 38세에 그릇에 담길 만큼 큰 근종과 난소 1개를 개복수술로 제거한 송선생. 재발로 인해 10년 만에 또 부분 수술을 받았다. 장과 유착이 심해 시간도 오래 걸렸다. 출산까지 합치면 제왕절개 1번, 개복수술 1번, 자연분만 1번, 복강경 1번. 지퍼도 아닌데 배를 열었다 닫았다 고생이 막심했다. 월경 때면 아랫배가 욱신욱신 아파 3일씩 진통제로 버텼다.

재수술 후 1년 만에 재발하여 근종과 선근종 진단을 받고 왔다. 낙심에 탈진하니 딸이 모시고 찾아왔다.

이제 49세. 호르몬 검사를 하니 아직 완경은 아니나 1~3년만 버티면 될 듯싶었다. 우선 월경통과 출혈을 줄이고, 힘없어 죽겠고 눕고 싶고 어질어질한 기진맥진 증상부터 추슬러야 했다. 그러나 힘없다고 과식하여 생긴 비만은 금물. 작은 키에 체중도 줄여나갔다. 4kg를 줄여서 60kg 아래로 떨어뜨렸다. 무릎의 부담스런 통증도 사라졌다.

2년 뒤. 혹이 안 보인다는 대학병원의 진단을 받았다. 자궁 지키기보다 더 어렵고 두려웠던 '수술 안 받기'에 성공한 걸 너무 기뻐했다. 몸은 힘든데 참을성 많고 정신력은 천하장사. 집안 대소사 안팎일에 가족들 사랑은 어찌나 살뜰한지 절로 존경심이 우러나왔다. 거제도 송선생님, 박수!

혹들과 사이좋게

나도 배를 째고 수술할 뻔했다. 오래전 일이다. 초음파검사를 했는데 오른쪽 난소에 달걀만한 물혹이 생겼고, 경계마저 확실해 보이니 난소암 같다는 친구의 진단이었다. 그러고 보니 평소에 아랫배가 결린 것도 같았고 쿡쿡 쑤신 듯도 했다.

"이제 올 것이 온 게야. 나라고 운명을 피해 갈 수 있겠어? 그래, 너의 고마움을 몰랐구나. 고생한 걸 내가 돌보지 않았다니 잘못했다."

반성도 하고 자책도 하며 이제 약이라도 좀 챙겨 먹자고 결심을 했다. 난소 쪽을 문질러주면서 몸이 보내는 호소에 귀를 기울였다. 골반강에 습담어혈이 많으면 난소가 물풍선처럼 탱탱하게 부풀 수도 있다. 청포축어탕으로 골반의 어혈을 깨끗하게 몰아내는 치료를 했다. 술, 고기, 음료수를 끊었다. 신경을 건드리던 크고 작은 일들을 과감하게 놓아버렸다.

과거는 후회하고 미래는 불안하고 현재는 헐떡이며 쫓기는 것이 내 모습이었다. 매일 아침 햇살은 반짝일 테고 세상의 풍경은 변함없을 테지만 내가 눈감으면 이 세상은 존재하지 않는 것. 심장에 열나도록, 발바닥에 땀나도록 열심히 놀자는 생각을 그때부터 했다. 산으로 들로 다녔다. 그것이 나를 살게 했다. 반년 후 다른 병원 두 군데에서 초음파검사를 했는데 난소가 약간 부풀기는 했지만 달걀만한 물혹은 없는 것으로 진단을 받았다.

호르몬과 배란의 영향으로 물혹은 커졌다가 쪼그라들기도 하는 것이 정상 과정이다. 초음파와 내시경이 생기고 나서 몸속을 들여다보니 몰랐던 것들이 보이게 된 것이지, 단순한 낭종일 수 있고 존재 자체로 위험한 건 아니다.

수술 여부를 판단할 때 몸 전체에 대한 필요성과 위험성, 이익과 손실, 후유증을 의사에게 꼼꼼히 물어보고 최소한도의 시술을 하자. 신중하게.

자궁수술 후 자궁에 힘주기

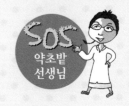

● ― 담백한 한식 위주 식사

수술하느라 힘들었다고 통닭에 사골국으로 드시기 없기. 미역국, 북엇국, 뭇국, 콩나물국, 된장국을 드세요. 익힌 채소와 김치, 갓김치, 부추김치를 안 맵게, 산나물, 마늘, 양파, 녹두나물, 달래, 고수, 미나리, 냉이를 많이 드세요. 제철과일 챙겨드시고요.

● ― 어혈치료를 받으세요

봉합 후 스며나온 혈액은 어혈을 만들어 통증과 유착을 일으킵니다. 삭혀 풀어주는 도인(복숭아씨로 만든 약재), 홍화, 후박, 현호색(들 꽃의 일종), 산사(산사나무의 열매) 등을 복용해 활혈活血시키는 것은 필수.

● ― 보혈보기약을 드세요

배를 열었다 닫으면 여기저기 쿡쿡 결리고 더부룩합니다. 복부근육이 약해져 뱃심이 전 같지 않으니 오래 서 있기도 기침하기도 힘들고 목청도 기운이 빠집니다. 패물 끼고 있으면 뭐 합니까. 팔아서라도 몸조리약 꼭 드세요.

● — 자궁은 따뜻하게

손바닥만한 팬티 대신 면으로 된 속바지를 입고 편하게 누워 음악을 들으며 따뜻한 손을 올려놓고 감사와 사랑의 메시지를 보내세요.

● — 마시는 것도 조심

콩류와 된장의 암 발생 억제와 여성호르몬 조절 효과는 잘 알려져 있으니 먹어도 좋습니다. 음료수나 빙과류, 주스는 습담의 원인입니다. 메밀차, 생강차, 매실차 등 부담 없는 차도 좋습니다.

● — 누워만 있지 말고 조금씩 걸으세요

낮에 햇볕 쪼이면서 걸어줘야 몸의 회복이 빠르고 배의 붓기, 땡김, 가스 차는 것이 줄어듭니다. 유착을 막기 위해서는 좀 아프더라도 움직이는 게 낫습니다.

목 밑의 갑상선은
안녕하십니까

V라인 신경 끄고 목 앞을 봐주자

클레오파트라 여왕이 새겨진 옛 동전을 본 캐나다 의사는 여왕이 갑상
선기능 항진증에 걸렸을 것이란 추측을 했다. 「모나리자」 그림을 보고
갑상선 이상을 추측한 의사도 있었다.

루브르 박물관, 「모나리자」 앞을 메운 사람들 뒤에서 발돋움을 한다.
작품 감상보다 모델인 지오콘다 부인의 아픈 데가 어딜까, 목은 붓지
않았어도 눈썹 빠진(?) 소복한 눈두덩과 부석한 얼굴을 보며 혹시 몸
을 푼 건 아닐까 의심해본다. 못 말려 정말.

갑상선 문제는 여자가 남자보다 열 배 가까이 많고, 임신 출산 후와

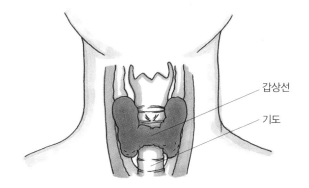

갑상선

기도

극심한 스트레스, 체력저하 때에 잘 나타난다. 원인은 여자몸의 복잡한 호르몬 시스템과 칠정(七情, 喜怒憂思悲驚恐) 스트레스와 몸의 피로 때문이라 생각한다. 여성암 1위도 갑상선암이라니 차근차근 알아보자.

갑상선은 목 앞쪽에 붙은 나비 모양의 내분비기관. 뇌하수체 자극호르몬의 지령을 받아 호르몬을 분비한다. 극미량이지만 60조 온몸의 세포가 표적세포(target cell)이니 영향력이 막강하다. 아기 때는 뇌 발달에, 20대 전까지는 세포분열과 크기를 키우는 성장에 영향을 준다. 나이 들면 체열생산과 신진대사 효율을 조절한다. 즉 몸 발전소가 영양분을 태워 열에너지로 바꾸는 것을 자동조절한다.

갑상선은 요오드와 Tg(티로글로블린)으로 호르몬을 만들어내는데 미역과 김, 조개 등 해조류와 우유, 달걀, 빵에 많다. 삼면이 바다인 우리나라는 섭취량이 충분하기 때문에 원래 걱정할 일이 없었다. 게다가 출산 후에 몸조리로 미역국을 먹는 지혜는 탁월한 선택이었다.

요오드가 부족하면 뇌하수체가 빨리 생산하라고 갑상선을 자극한다. 그러면 갑상선이 커지면서 목 아래가 불룩해진다. 거울 볼 때 V라인 걱정 말고 목을 한번 봐주자.

갑상선기능이 떨어지면 저하증

두 단어, 뇌하수체가 갑상선에게 지시하는 갑상선자극호르몬(TSH)과 갑상선이 만들어 온몸에 뿌려주는 티록신(T4)을 기억하자. 뇌하수체의 지시를 받았는데 T4를 못 만들어내면 갑상선기능이 떨어진 것.

신진대사가 나빠져 소화가 안 되고 자꾸 체하며 변비가 생긴다. 피로감, 얼굴 부종이 오고, 피부가 나빠진다. 체중이 늘고 동작이 굼뜨다. 에너지를 태우지 못해 몸이 붓고 점점 뚱뚱해지는데 몹시 추위를 타는 게 특징이다. 월경불순에 우울감, 성욕감퇴에 심지어 불감증이 올 수 있다.

기운 없고 의욕상실 오니까 남 보기에 꾀병이나 게을러 보인다. 체격은 좋은데 파리채 들 힘도 없는 사정은 가족도 동료도 이해 못한다. 일상이 힘드니 운동도 쉽지 않다. 임상 경험으로 출산 후에 몸살을 심하게 앓고 난 뒤 잘 나타난다.

간단한 혈액검사로 진단이 가능하며 '신지로이드' 등의 호르몬을 처방받아 보충하면서 경과를 관찰한다.

하지만 갑상선 자체가 회복되어도 살이 찌고 동맥경화가 오며, 콜레스테롤이 높아지기 쉽다. 몸 전체가 살아나도록 식이요법과 운동, 세심한 노력이 병행되어야 한다.

"갑상선이 약해졌으니 내장운동 활발해지게 복부 열나는 침을 맞으면 좋겠어요."

"갑상선은 목에 있는데 왜 복부에 침을 맞지요?"

갑상선기능이 저하되면 '혈어담결血瘀痰結'이 일어난다. 상중하, 즉 삼초의 기능이 떨어져 열생산이 안 되고 장연동이 느려져 변비에 몸통의 중심인 배가 답답한 복부울체가 일어난다. 여기에 스트레스와 음료수에 과식이라도 하면 복창과 헛배가 부르면서 내장기능이 떨어진다.

지하철 노선이 시내를 교차 관통하는 역이 있듯이 복부에는 오장육부 전체의 복모혈腹募穴이 있다. 여기에 직접 시침하면 내장기능을 원활하게 소통시키는 효과가 난다. 복모혈은 시장통에 청소차가 직접 들어가 뚫는 작업. 동시에 목 부위의 윤상연골 주위 혈을 피부침과 마사지로 풀어준다. 내부 장기와 근육의 움직임으로 에너지를 태우고 열을 만들어야 하기 때문에 옷 따뜻하게 입고 운동화 신고 나가 햇볕 쬐며 걸어야 한다. 힘차게. 만병통치라고 남용하는 홍삼이 이런 경우 도움이 될 수도 있지만 진찰은 필수!

갑상선기능이 지나치면 항진증

뇌하수체 지시는 낮은데도 T4가 지나치게 많이 만들어지면 갑상선기능이 항진된다. 신진대사가 지나치게 활발해 에너지를 마구 써대니 기운이 딸리고 덥고 먹어도 살이 빠진다. 신경질에 화나고, 초조하고, 불면증, 심장이 과부하 걸려 두근두근 숨차고 설사가 잦다. 월경량은 오히려 줄어들기도 한다. 뇌의 시상하부의 지령을 받아 뇌하수체가 자극호르몬을 내는 것으로 시작되는 갑상선 시스템. 스트레스, 극심한 피로, 임신 출산 월경의 전 과정에 생식호르몬과의 상호작용 밸런스가 깨지기 쉬워 여성에게 잘 나타난다.

노산에 셋째 낳은 홍선생. 애국은 했지만 둘째 낳고 생겼던 갑상선 질환이 재발했다.

"젖을 겨우 두 달 먹이고 애기가 젖맛을 알았는데 끊자니 너무 불쌍해요. 도와주세요."

"신지로이드 보충하는 게 제일 쉬운 방법이긴 한데, 모유로 전달되니 우짜노……."

아기는 분유 안 먹겠다고 울고 엄마는 애가 탄다. 막달에 부종으로 양말도 안 들어가고 출산도 심한 진통에 난산. 심장도 뛰고 어지럽고 손 떨려 컵을 깰 뻔했다. 그런데도 모유수유를 고집하니 긴급치료가 필요했다. 나도 혈액검사를 해놓고 천왕보심단을 꼭꼭 씹어 먹게 해서 심장 진정을 꾀하며 가미소요산을 처방했다. 식구들의 도움으로 잠 많이 자고 일과 신경 쓰는 것을 줄여 체력 회복을 약속 받았다.

20일 뒤 진찰에서 심장 통증은 없어지고 열오름과 심장도 진정되어 속귀 답답함도 사라졌다. 살 만하다는 본인 말대로 혈액검사도 정상범위로 들어왔지만 아직 TSH는 낮다. 그동안 아기는 뽀얗게 달덩이처럼 무럭무럭 자랐다.

젖먹이 데리고 먼 데서 출동해야 하니 근처에서 검사 받아 결과를 알려달라고 했는데 명절에 감기가 겹쳐 꼼짝을 못한다. 걱정 많은 나는 카톡으로 신신당부 중!

❶ 갑상선 자극 호흡법 : 고개를 뒤로 젖히고 숨을 갑상선까지 들이마셨다가 내쉬면서 고개를 앞으로 깊숙이 숙여준다.
❷ 평소 복식호흡과 진동을 많이 시켜 몸통의 뭉침을 풀어준다.
❸ 비누칠하고 목을 비벼주는 마사지 빼먹지 말기

갑상선암 증가의 불편한 진실

의사들은 어떤 병을 제일 겁나 할까. 암? 심장마비? 중풍? 교통사고? 나는 반신불수나 마비가 오는 뇌졸중이 무섭다. 꼼짝없이 누워 말도 못하고 남의 도움에 의존해야 하니 피하고 싶다. 암은 300여 종 있다는데 발견되어도 자신의 뜻과 의지대로 치료와 정리를 할 수 있는 시간이 주어진다. 그 점에서 훨씬 낫다고들 얘기한다.

여성암 1위라는 보도가 나온 갑상선암. 국민건강보험공단에 따르면 2012년에만 갑상선질환 환자수가 110만 명을 기록했다고 한다. 왜 이렇게 환자수가 늘어난 걸까?

우리 건물엔 안과, 내과, 산부인과, 한의원 등 8개 과가 모여 있어 월례회를 하며 최신정보를 교환한다. 의사쌤이 그러신다.

"실제 많아진 게 아니고 종합검사 할 때 장비가 발달하다 보니 아주 작은 미세암도 잡아내서 환자가 늘어난 거예요."

'갑상선암 급속 증가의 속사정'이란 제목으로 한겨레신문에 신상원(종양내과), 안형식(예방의학교실) 고려대의대 교수 두 분의 기고문이 실렸다. 그 기고문을 토대로 궁금증을 풀어보자.

증가의 가장 큰 원인은 건강검진과 발달한 진단기기의 이용으로 1~2mm의 극소암마저 샅샅이 잡아내고 있어서 늘어났다는 것. 그러니 우리나라의 갑상선암 발병률 세계 1위, 여성암 1위, 이런 통계는 문제가 있다는 말씀. 그럼 갑상선암은 무서운가? 이 암은 목에 멍울이 생긴 다음에 진단해 치료해도 10년 생존율이 95% 이상인 그야말로 순한 암이란다. 심지어 대부분의 나라에서는 조기 진단을 안 한다. 발견된 모든 갑상선암은 수술로 갑상선부터 잘라내나? 아니다. 갑상선은 중요한 호르몬 생산기관이기 때문에 적출하면 그 후 삶의 질과 건강관리 하는 것도 만만치 않다.

건국대 갑상선센터장 이용식 교수님도 검색해보시라. 일본처럼 원자력 사고가 일어난 것도 아닌데 폭발적 증가라는 통계 속에는 이런 불편한 진실이 숨어 있다. 암 걱정 대신 우리나라도 원전 관리 좀 잘해주시라. 제발!

수술 후 건강관리로 암 극복!

갑상선암의 대부분을 차지하는 유두암과 여포암은 행운이다. 진단적으론 암이나, 성질로는 양성종양 같이 위험하지 않고 천천히 자라기 때문에 추적조사로 자라는지 지켜봐도 된단다. 그러므로 암 진단을 받았을 때 가장 중요한 것은 정확한 조직검사. 어떤 종류인지, 지켜볼 건지 수술할 건지 결정하는 것.

무서운 암세포인데 왜 그냥 기다리냐고? 1cm도 안 되는 아주 작은 미세암 때문에 갑상선을 떼어내고 방사선 치료하면 호르몬 생산조직이 줄거나 없어져 기능저하가 온다. 평생 약물복용을 하고, 보충해도 시름시름 기운 없고 힘들고 살이 찌고 혈액순환 약해지고 환자라는 생각에 위축된다. 중년에 갱년기와 겹치면 우울감에 고생이 더하다. 암 수술을 받은 환자는 평생 전전긍긍 불안 속에 살아간다.

대가족의 완벽한 며느리로 극심한 스트레스에 시달리다 수술을 받은 정선생. 평생 써온 이름을 '만수'로 개명했다. "선생님, 자꾸 남들이 불러줘야 좋데. 나 진짜 오래 살아야 돼. 살 수 있겠지?" 그러던 게 엊그

제 같은데 벌써 10년이 지났다. 암 때문에 건강관리 잘하시니 더 오래 사실 것이다.

아기를 기다리는 30대 김선생. 혹이 한쪽에 치우치면 반만 절제하면 되는데 안타깝게도 가운데 있어 전체를 잘라냈다. 갑상선호르몬을 복용하면서 임신하려 애쓰고 있다.

저하증 막으려 평생 호르몬 약만 먹으면 끝나는 게 아니다. 몸 전체에 영향을 받으니 내과 처방 받고, 지방간에 심장 약해지고, 불면증이라고 신경정신과 가고, 근육통에 한의원 침 맞고, 외과 가서 진통제 먹게 된다. 삶의 질이 떨어지며 병원 순례 하게 되는 거 다스려보자.

만일 수술 후에 목 부종과 어깨통증이 오면 침치료가 부작용 없이 도움이 된다. 하지만 방사선 치료 후에 심한 통증, 불면, 불안, 우울 등에는 간기울결을 다스려야 한다. 누가 먹고 나았다더라는 소문만 믿고 고가의 버섯과 비싼 대체식품 찾는데, 암에 다 좋은 게 아니다. 수백 종이나 되는 암마다 성질과 치료법이 다르거늘 친지 권유로, 자식된 도리로 효도 차원에서 해드리는 거, 상술은 이걸 노린다. 식이요법에 대한 전문가의 조언에 따라야 한다.

갑상선암은 삶의 방식을 바꾸라는 몸의 메시지. 환골탈태, 몸을 바꿔라. 생각도 바꿔라. 그 전에 살던 방식도 버려라. 싫은 것 억지로 하지 말라. 가족들에게 징징대지 말라. 화내지 말라. 방긋방긋 웃어라. 거북이처럼 운동하라. 고맙게 먹고 늘 감사하라. 나도 이 책만 마치면 그렇게 살 것이다. 극뽁!

신진대사를 좌지우지하는
갑상선 애무법

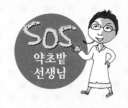

● ― 평소 복부 진동을 많이 시켜서 배 순환을 부드럽게 한다.

● ― 내장이 부으면 흉쇄유돌근이 부어올라 갑상선의 기능이 나빠진다. 흉쇄유돌근은 목을 옆으로 돌리면 귀 뒤에서 앞의 가슴뼈까지 볼록하게 솟아오른 한뼘 정도의 근육. 이 속으로 뇌신경과 혈관이 지나가고 있다. 이 근육이 부으면 뇌순환도 안 되고 얼굴과 갑상선에 영향을 미친다. 엄지와 검지로 꼭꼭 눌러서 풀어준다. 그리고 고개를 좌우로 돌리고 앞뒤운동을 많이 해줘서 풀어준다.

● ― 목뼈의 양 옆을 눌러주면 갑상선이 자극된다.

● ― 도라지, 더덕으로 목에 담 결린 것을 풀어주고 야들거리는 다시마, 미역을 조금씩 먹는 것이 좋다. 갑상선호르몬제 복용하는 환자는 담당 의사 샘에게 식이지도를 꼭 받으시라.

유방암 무서우면
미리미리 만져주자

젖가슴은 아기의 생명줄

젖가슴의 무게는 300g 정도. 지름 10cm 정도의 반구형으로 출산 후에는 더 부풀어 오르고 풍만해진다. 하루에 아기에게 젖을 먹이는 데 드는 에너지는 수백kcal, 엄마의 생명을 유지하는 데 쓰는 활동에너지를 남기고는 아기에게 줘야 한다. 대략 아기 한 명 키우는 데 일 년 20만 kcal, 둘이면 40만kcal가 든다. 어마어마하다. 젖은 칼로리고 영양이고 돈. 엄마가 몸에서 짜내 아낌없이 당신에게 준 젖을 우리는 사랑이라고 부른다.

한의학으로 보면 가슴에는 족양명 위경락足陽明 胃經絡이 흐른다. 위경락이 가슴을 지나는 까닭은 곡기의 양분을 충분히 보내려는 몸의 필요 때문이다. 여성 자신에게 자궁과 유방은 생존과 복지에 도움을 주는 기관도 아니고 힘을 주지도 않는다. 오히려 많은 영양과 에너지를 써야 하므로 희생과 부담을 요구한다.

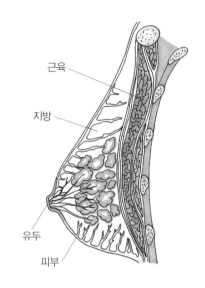

근육

지방

유두

피부

아기는 내 유전자를 절반 받고 나로 인해 세상에 태어나지만 엄밀하게 보면 나 자신은 아니다. '눈에 넣어도 아프지 않은 나의 분신'일지라도 엄마에게 엄청난 수고와 인내를 요구한다. 그래서 남자에 비해 근력은 달리고 살은 찌고 일하기는 힘들다.

젖 먹이는 일은 고단하다. 젖꼭지는 갈라지고 팔은 떨어져 나갈 것 같고 어깨는 짓눌린다. 피로하고 스트레스 받아 잠을 못 자면 젖도 줄어 안 나오는데 그럴수록 아이는 가슴을 파고든다. 나무에 달라붙은 코알라 같다. 나의 둘째는 젖 먹이는 동안 '끈끈이 주걱'이라고 별명을 붙였었다. 엄마에게 붙은 '껌딱지'로 불리는 녀석들도 많다.

작든 크든 무슨 상관?

젖을 준다는 건 자신을 나눠주는 것. 가슴이라는 지극히 이타적인 기

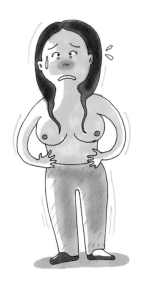
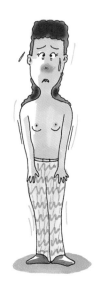

관을 가진 여성들을 고마워하기는커녕 놀리거나 희롱한다. 가슴이 크면 머리가 비었다느니 미련해 보인다느니 하는 음해로 어깨를 움츠리며 주눅 들게 만든다. 유방이 작으면 찡깡이니 달걀 프라이니 하고 놀려 두꺼운 스펀지에 쇠심이 든 뽕브라를 하게 만든다. 일본에선 가슴확대 수술비가 없다고 비관해서 여고생이 자살했다.

　여자몸 가지고 장난치는 사회 지겹다. 그런 소리를 듣고도 여자들은 오늘도 참는다.

　'당신 똘똘이에게 뭐라고 불평한 적 있냐고. 행여 그대의 자존심 건드릴까 봐 입 꿀꺽하고 만다.'

　유럽에선 한때 옷에 창문처럼 직사각형 구멍을 파고 아가씨건 할머니건 가슴을 꺼내놓았던 시대도 있었다. 그 당시 함부로 보여줘선 안 되는 가장 성적인 곳은 발목. 다 같은 몸인데도 관습에 따라 금기와 억압이 다르다. 유방은 음란하고 부끄러운 것이 아니다. 젖을 내놓고 다녔던 조선의 엄마들처럼 자랑스레 가슴을 쫙 펴자.

엄마가 먹은 곡기가 피가 되고 젖으로 바뀌어 샘물처럼 퐁퐁 솟는다. 고무젖꼭지보다 50배나 더 힘들게 젖을 빠는 아이의 이마에는 땀이 송글송글 맺힌다. 사는 것은 최선을 다해야만 하는 일임을 아기는 배운다. 유방은 엄마와 아이 모두에게 최고의 사랑과 행복의 극치감을 선사한다.

가슴은 뜨겁고 배는 차갑고

유방 치료를 받은 분 이야기. 얼굴이 불그레해서 진료실에 들어선 권선생은 숨을 돌릴 새도 없이 자신의 증상을 주르륵 설명하느라 바빴다.

"저는 가슴이 붓고 속에서 뜨끔거리고 결려요. 여기도 아프고 가슴 복판에 뭔가 있는 것 같고 체한 덩어리가 오르락내리락하는 것 같은데 검사에서는 아무것도 없대요. 어깨도 딴딴하게 뭉쳐서 어찌나 결리는지 앉아 있을 수도 없고 손발도 덜덜 떨릴 때가 있어요."

아예 내 손을 자기 가슴 쪽으로 끌어다 여기저기 아픈 곳을 짚어댄다.

"내과도 여러 차례 다니고 안 해본 검사가 없어요. 유방암, 갑상선, 폐 엑스레이 몽땅 다 찍었는데 이상이 없대요. 그러니 더 답답해요."

"성격은 어떠세요? 요즘 스트레스 받고 화가 더 잘 나지 않으세요?"

"원래는 침착했는데 요새 집안에 근심이 있어 스트레스가 심했어요. 화가 벌컥 났다가 뭐에 쫓기는 것처럼 불안하고 두근거리기도 하고요."

체격에 비해 가슴이 유난히 발달한 환자들은 거의 상열체질. 상대적으로 배는 하냉체질에 냉적이 뭉쳐서 먹기만 하면 묽은 변에 설사 기운. 권선생도 만져보니 차디찬 기운이 뱃속에서 올라왔다.

배는 따뜻하고 가슴은 서늘하면 걱정이 없는데 상하가 뒤집힌 환자들은 어려움이 많다. 허리띠를 경계로 딱 몸의 절반이 온탕, 냉탕이니 온약을 주면 상열이 더 심해지고 냉약을 주면 하냉에 낭패다.

유방은 심·위·간경락과 관련된 에너지가 흐르는데 양 유간 사이에는 심장의 모募혈인 전중혈이 있다. 육아와 관련된 상처, 풀어버리지 못한 갈등이나 슬픔, 죄책감, 분노 등이 쌓이면 유방의 에너지가 차단된다. 특히 밖으로 표현하고 풀어내지 못할 때 통증으로 나타난다. 체질과 잘못된 식습관, 정신적·심리적 스트레스에서 오는 간열울체가 원인이다. 심화를 식혀주는 약을 처방하고, 가슴과 등 쪽에 건부항을 하였다. 삥 돌아 비스듬히 침을 놓았다. 반대로 배의 찬 기운은 침으로 덥히며 적외선 찜질과 핫팩을 하였다.

일주일 만에 가슴 찌르는 것이 덜해졌다. 2주 만에 폭식으로 괴롭던 밥맛이 떨어지고 설사도 멈춰서 배가 편해지고 성질내는 것이 줄어들었다. 두 달이 지나자 가슴통과 얼굴 부기도 사라졌다. 석 달째에 바지를 사러 가니 두 주먹이 들어가서 어찌나 좋은지 바로 입고 왔다며 묻지도 않은 고백을 한다.

"사실은요, 살 뺀다고 비만 치료하느라 두 달에 한 100만 원 들었는데 1센티미터밖에 안 빠졌어요. 근데 지금은 6~7센티미터 줄어서 너무 가벼워요. 이렇게 나가면 많이 빠지겠죠?"

"생각지도 않게 덤으로 살이 빠지니까 이제 슬슬 욕심이 나나 보네. 초심으로 지금처럼만 삽시다."

브래지어의 쇠심을 빼버리자

여자 환자들을 진찰하려면 가슴과 배를 만져보는 흉진과 복진이 기본이다. 젖가슴 중앙에는 심장의 반응점인 전중혈이 있어 나는 꼭 만져봐야 하는데 손이 가기만 해도 화들짝 놀란다.

"여기가 심장혈인데 만지니까 뻐근하게 아프시죠? 오목가슴은 식도와 위가 만나는 곳인데 이렇게 쇠로 꼭 막고 있으니 먹은 게 내려갈 턱이 있나요. 그동안 답답하고 숨쉬기도 힘들었을 거예요. 우선 브래지어의 와이어부터 빼면 훨씬 시원해질 거예요. 잘 때는 브래지어 벗고 주무시죠?"

"어머, 이게 쇠예요? 이런 거 속에 든 줄도 몰랐는데. 파는 게 다 이렇잖아요. 안 들어간 건 없던데요. 잘 때 안 하고 자면 허전하잖아요."

"새걸로 사려면 돈 드니까 모서리를 면도칼로 째면 심만 빠져나와요. 잘 때는 몸을 조이는 것들을 다 벗어야지요. 피부를 압박하는 것도 물리적인 스트레스인걸요."

브래지어 속에는 딱딱한 와이어가 들어 있다. 지름 12cm 반달 모양

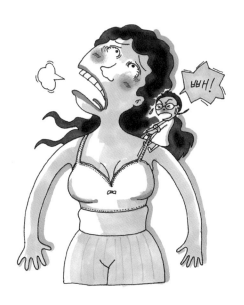

쇠심의 용도는 다들 알고 계시겠지? 속에 담긴 내용물의 구조를 기억해서 원형 유지에 도움이 된다고 하는데 정말일까? 절대 아니다.

가슴근육은 어깨 쪽으로 연결되어 있다. 유방의 탄력은 '지방'의 유무가 결정한다. 남자 운동선수들의 여자 못지않은 탱탱한 젖가슴 살은 흉근이다. 밑에서 가로지르는 쇠심은 불필요하다는 얘기.

유방의 지방조직 속에는 음식과 공기, 화장품, 세제, 약물로 흡수한 온갖 독성물질이 들어 있다. 유방은 림프샘과 연결되어 순환함으로써 독성이 빠져 스스로 해독 정화하고 있다. 와이어나 꽉 끼는 브래지어는 이 림프샘과 혈액순환을 차단하기 때문에 해롭다. 스펀지를 두껍게 넣은 '뽕브라'도 호흡과 순환을 방해한다. 쇠심까지 넣은 브라는 유방과 젖샘을 압박하는 고문 장치다.

EBS 「삼색토크」 유방 특집. 가슴수술을 주로 하시는 전문의와 같이 패널로 출연했다. 사회자가 물었다. "브래지어가 유방에 좋지 않은 영향을 주기도 하나요?" 남자 샘의 즉답. "그런 건 아니고요." 그분은 브래지어 착용 경험이 전무하지 않은가. 나 순간적으로 뚜껑 열렸다.

"예를 들어볼게요. 만일 스펀지로 된 모자가 있는데 둘레에 쇠를 넣었어요. 이 모자를 소녀부터 할머니까지 40~50년 하루 10시간씩 쓰고 있으면 머리칼이 남아날까요?"

이건 방송용 멘트지만 강의에 가선 좀 웃겨준다.

"우리 몸에 매달려 있는 게 또 있어요. 남자몸에. 처질까 봐 작은 브래지어처럼 만들어 앙증맞게 차고 다니면 올라붙을까요? 몸의 구조는 자연스럽게 최적화된 거. 올라붙고 말고 할 게 아니죠."

어느 부위인지 알아채면 다들 푸하하.

20대에도 발병하는 유방암

"심장이 자꾸 뛰어 심전도검사를 했는데 아무 이상이 없대요. 그런데도 여전히 숨쉬기가 힘들어요. 젖가슴이 뻐근하고 찌르듯 아파서 혹시 유방암은 아닐까 걱정이 되네요."

"유방엔 지방조직과 유선이 많고 달마다 호르몬 주기에 따라서 부풀고 줄기를 반복하지요. 스트레스를 받거나 고기와 유제품을 너무 많이 먹거나 아니면 체질에 따라 상열이 많으면 붓고 통증과 멍울이 생기기

가슴 고민, 이렇게 하면 뚝!

	가슴이 클 때	가슴이 작을 때
특징	가슴이 발달했다는 것은 아이를 배불리 먹여서 키울 수 있는 젖이 풍부하다는 표시이므로 자랑스러운 일이다. 부끄러워 말자. 상체에 살이 너무 많이 찌거나 유방이 커지면 심장을 압박하므로 숨도 차고 얼굴이 달아오르며 땀이 차고 어깨가 눌린다. 가슴을 가리려고 팔짱을 끼는 것은 순환을 방해하므로 좋지 않다.	근육과 지방을 적당히 발달시키고 사랑의 호르몬이라는 '옥시토신'이 뇌에서 많이 나오게 해줘야 한다. 임신, 출산은 오늘 결심해서 내일 이루어지는 단기 속성 코스가 아니다. 적어도 1년에 걸쳐 엄마 될 준비를 거치는 장기 숙성 코스. 순환에 방해가 되는 쇠브라 대신 자신의 가슴을 넘치는 사랑으로 채워줄 부드러운 마사지가 필요함.
좋은 체조	한쪽 팔을 위로 들고 반대쪽 손으로 겨드랑이에서 가슴까지 크게 쥐어서 주물러주고 마무리는 시원하게 탁탁 쳐준다. 양손을 깍지 끼고 앞쪽에서 머리 뒤까지 힘차게 들어올리는 것을 반복한다. 팔을 앞뒤로 힘차게 뻗으며 걷는다.	젖가슴으로 따뜻한 온기가 흘러 들어오는 상상을 하면서 손으로 주물러준다. 마무리로 찜질팩을 얹어놓고 유방찜질을 해준다. 아령 들고 만세 부르기도 좋다.
좋은 음식	상열을 식혀주는 미역, 다시마, 보리, 미나리, 도라지, 더덕, 연근, 씀바귀, 질경이, 고들빼기, 오이, 미나리, 메밀 등이 좋다.	양파, 대추, 살구, 자두, 포도, 시금치 등 따뜻한 음식을 먹는다. 우유와 요구르트 등 유제품과 고기를 적당히 먹는 것이 도움이 된다.
피할 음식	상열을 만들어내는 고추, 매운 음식, 설탕, 초콜릿, 콜라 등은 해롭다. 특히 수입 고기와 수입 유제품은 가능하면 줄인다. 호르몬제와 피임약은 유방을 뭉치게 할 수도 있다.	냉한 음식으로 몸을 더욱 차게 만드는 것을 피한다. 차가운 음료수, 생선회, 샐러드, 오이, 수박, 참외 등이 안 맞는다. 말리거나 익혀서 먹는 것이 좋다.

쉬워요. 자기처럼 20대엔 유방암까지는 안 생기지만 그래도 조심은 해야지요."

"어머나~ 우유랑 고기도 무지 잘 먹어요. 뼈에 좋다고 해서 많이 먹었는데 그럼 안 되나요?"

"공장식 축산업을 하잖아요. 특히 수입 쇠고기와 유제품은 문제점이 많아요. 더 빨리 임신시키고 소젖을 많이 만들어내게 해야 돈을 벌 수 있거든요. 그러자면 약 많이 먹여야 하고 사람 몸에 흡수되면 살도 찌고 가슴도 커지게 되지요."

"특히 여자로 태어난 것을 부정하고 좌절을 느끼면 유방의 에너지가 막혀 통증도 커지고 결절도 더 뭉치겠지요."

유방암은 세계 전체 여성암의 23%를 차지하는 것으로 나타났다. 한국유방암협회에 따르면 국내 유방암 환자도 1996년 3,801명에서 2010년 1만 6,398명으로 14년 사이에 약 4배가 증가한 것으로 조사됐다. 30~40대 유방암 환자도 크게 늘어났다. 20대 여성이 양성혹이 생겨서 수술로 떼어내는 경우도 많다. 특히 유제품과 육류 과다 섭취로 젊은 세대의 비혼 여성들에게 양성의 섬유종이 생기기 쉽다.

유방암 예방 이렇게 해보자

유방 특집기사를 쓴다는 모 언론사 기자와 인터뷰를 했다.

"선생님, 유방암 안 걸리려면 임신을 하라고 하던데요?"

"누가 그래요?"

"산부인과 선생님이요."

"그건 좀 단순한 비약이지요. 여자는 한 달 주기로 호르몬 사이클이 반복되잖아요. 호르몬에 많이 노출될수록 유방암에 걸릴 위험이 커져요. 옛날 엄마들은 아기도 많이 낳고 젖도 2년씩은 먹였으니 월경횟수가 줄어 200~300번밖에 안 했어요. 모유수유로 유방을 완전히 풀어주었으니 암이 적었지요. 한동안 여성호르몬 먹는 것이 여자의 매력을 유지하는 비결이라는 듯 난리를 쳤는데, 오래전에 미국과 영국 보건당국의 대규모 연구에서 유방암과 관련 있다는 결과가 나왔어요. 그런 의미예요."

이제 우리가 할 일은 암 덩어리를 찾기 위해 두려움에 떨며 조심조심 가슴을 주무를 것이 아니라 평소에 잘 애무해줘야 한다. 대부분의 여자들이 자신의 가슴을 마사지하는커녕 만지려고조차 하지 않는다. 가슴에서 겨드랑이 임파선까지 주물럭주물럭. 팔짱 대신 팔 흔들며 씩씩하게 걷자.

화장대와 목욕탕을 둘러보면 온통 화학제품투성이. 몸은 이해 못하고 배출 해독 못한다. 치우고, 버리고, 최소한으로 쓰자. 효소, 베이킹소다, 식초, EM(Effective Microorganism, 유용 미생물), 과일을 이용해 자연비누, 자연화장품을 만들어 사용하고 드라이클리닝하는 옷 대신 물빨래 옷을 입자. 부엌에서 비닐, 합성수지 용기, 종이컵 대신 유리, 스테인리스 제품을 이용하는 것은 기본. 우엉, 도라지, 더덕, 미나리, 민들레, 질경이, 다시마, 고들빼기, 양배추, 브로콜리, 케일 등 열을 내리고 뭉친

조직을 풀어주며 항암 효과가 있는 채소도 많이 먹자.

제일 중요한 것! 분노와 스트레스를 가슴에 쌓아두지 말고 풀어버리는 것, 남보다 자신에게 너그럽고 친절하게 대하기를.

뭉친 가슴 풀어주는 애무법

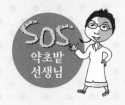

● ─ 가슴을 양 손바닥으로 넓게 잡아 부드럽게 주물러주세요.

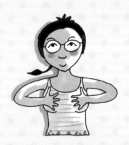
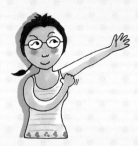

● ─ 팔 안쪽에서부터 겨드랑이를 거쳐 가슴까지 반대쪽 손으로 크게 잡아 주물러주세요. 겨드랑이에는 특히 림프샘이 많으므로 열심히 주무르고 탁탁 두들겨줍니다.

● ─ 갈비뼈 사이 늑간을 꼭꼭 눌러 뭉글뭉글 뭉치고 아픈 곳을 풀어주세요. 열 손가락을 펴서 중앙에서 바깥쪽으로 빗질하듯 긁어주세요.

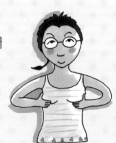

● ─ 세로로는 가슴 사이 정중앙을 따라 목에서부터 흉골을 따라서 비벼 내려와 전중혈을 지나 오목가슴까지 마사지하세요.

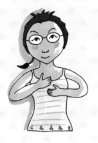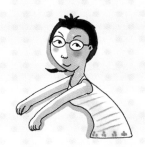

● ─ 어깨를 뒤로 돌리는 운동을 해주고 부지런히 걸어서 열을 발 쪽으로 끌어내려야 가슴 부은 것이 내려갑니다. 노젓기 운동을 힘차게 해서 가슴 쪽의 림프액을 순환시킵니다.

● ─ 나비가 춤추듯이, 학이 날개치듯이 팔운동을 하면 붓고 뭉친 가슴이 풀어집니다. 큰 가슴도 작아지고요.

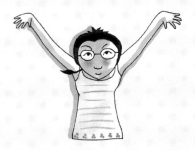

우울증엔
머리 혈액순환을 촉진하라

저혈압 환자더러 게으르다고?

안색이 나쁜 분이 어지럽고 기운 없다며 중풍기가 아닌지 진맥을 해달라 란다.

"자주 어지럽고 귀에서 윙 소리가 날 때도 있어요. 두통도 있고 심하게 어지러울 때는 누웠는데도 천장이 돌고요, 걸을 때 발을 헛디디는 느낌이에요. 그래서 슈퍼갈 때 이웃의 부축을 받은 적도 있어요."

'내 몸 알아보기' 예진표를 보니 머리 쪽에는 거의 모두 증상이 있는 걸로 체크되어 있다. 혈압은 100/60mmHg 정도로 약간 낮으나 정상.

"소화는 잘되나요? 느글거리고 구역질이 있어요? 잠은 잘 자요? 기억력은 어때요? 손발이 저리지는 않고요?"

"워낙 소화도 안 되는 데다 늘 거북한걸요. 몸은 피곤해서 파김치 같
은데도 누우면 잠이 잘 안 오고 자도 깊이 못 자요. 방바닥에서 일어날
때 갑자기 눈앞이 깜깜해지고 정신이 아득해져요. 어깨가 뻐근하고 뭉
치는 건 말할 것도 없고요. 왜 이러지요?"

"병원에서 진찰은 받아보셨어요?"

"병원에서 혈액검사도 해보고 뇌 MRI 촬영도 했는데 아무 이상이 없
대요. 의사 말로는 귀의 평형감각 이상이거나 스트레스나 어쩌면 중풍
이 올 징조라고 했어요. 우리 어머니도 중풍으로 돌아가셨는데 저도 그
럴까 봐 겁이 덜컥 나요."

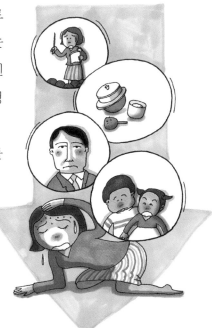

"젊은 엄마에게 웬 중풍? 중풍은 주로
뇌혈관이 막히거나 터지는 것을 말하는
데 젊어서는 혈관도 탄력성이 있어서 웬
만해선 터질 염려는 없어요. 오히려 걱정
으로 전전긍긍하는 게 더 해로워요."

직업은 학원강사. 초등학생, 중학생들
을 가르치다 보니 아이들 시험 때
는 늘 밤중까지 퇴근은커녕 밥
먹을 시간도 없이 수업을 한다.
진이 빠진 몸으로 집에 돌아와 밀
린 집안일 좀 하고 나면 피곤한데도
깊은 잠을 못 잔다. 일찍 일어나서 남편

과 두 아이 아침밥을 해줘야 할 텐데 죽어도 일어나기가 힘이 든단다.

"제가 원래 게을러서요. 집안일도 잘 못해요. 그래서 남편한테 살림 못한다고 허구한 날 타박 받아요. 마음은 이것저것 해먹이고 싶은데 요리솜씨도 없고……."

"그런 말씀 마세요. 지금도 육아에 살림에 직장생활까지 능력 200% 발휘하면서 사는데 충분해요. 이제는 몸 좀 돌봐야지요."

여자 환자들이 이구동성으로 하는 말은 자기가 '게으르고' '살림 못한다'다. 아픈 것에 죄책감을 가지며 주눅 들어 있다. 애 낳고 키우고 밥 해 먹이고 일해도 자책을 하니 아픈 몸더러 어쩌란 말인가.

등심보다 시금치

저혈압에 머리 아프고 어지러운 건 특히 여자들에게 많다. 35년 동안 매달 월경을 하고 임신, 출산이 모두 혈액과 영양분을 쓰는 일이다. 충분히 보충되지 않으면 혈부족증에 빠진다. 몸속에는 5cm 길이 정도의 쇠못만큼 철분이 들어 있다. 철분이 든 핏속에는 헤모글로빈이 있어 산소의 결합능력이 40배나 높다.

생리량이라도 펑펑 많아보라. 머리 쪽에 허혈성 두통이 생기면 골이 지끈거린다. 약도 잘 안 듣는다. 임신하면 어떨까. 태반에서 아기 쪽으로 혈액을 빨아들여 영양을 공급한다. 출산 후 먹이는 젖도 혈관에서 뽑아낸 물질이니 여자들은 만성적으로 기혈부족에 시달린다.

철분이 부족하다고 녹슨 못을 빨아 먹을 수는 없으니 제2철염이 많은 식품을 드시라. 시금치는 같은 무게의 쇠고기 등심보다 철분이 무려 14배나 많다. 겨자잎, 순무잎, 배춧잎, 피망, 브로콜리, 버섯, 콩, 토마토, 붉은 양배추, 말린 살구 순이다. 붉은 살코기와 선지, 순대도 좋다.

어지럼증은 단순히 철분이 있고 없고의 문제만은 아니다. 요즘은 식생활이 좋아져 피가 모자라는 진성빈혈은 줄어들었다. 어지럽다고 해서 무조건 빈혈이나 중풍기는 아니다.

평생 피 한방울 안 흘리는 남자들은 혈부족으로 힘들어하는 여자를 모르리라. 혈압이 떨어지는 저혈압은 '게을러 보이는' 병이다. 가장 큰 특징은 아침 일찍 일어나지 못한다는 것. 밥해주기 어렵고 나가는 사람에게 방긋 웃어주지 못하니 남편한테는 게을러 보이기 십상이다. 기억력이 나빠져 약속을 까먹거나 실수 연발. 만사가 귀찮고 우울해지며 의욕이 없이 나른하니 마음은 있으되 살림을 잘하기는 참말 어렵다. 여자도 아내가 있었으면 좋겠다.

뇌의 혈액순환이 떨어지면

동물들은 심장과 머리 높이가 별로 차이가 안 나서 뇌순환에 문제가 없다. 그러나 인간처럼 목이 길고 뇌가 심장보다 높이 있는 직립동물은 혈액순환의 구조가 좀 특수해야 한다. 기린 역시 목이 아주 길고 뇌가 높아 피가 꼭대기까지 올라가기 위해 혈관압력이 높아져 고혈압이다.

인간 역시 척추가 곧게 서서 머리 쪽으로 피를 밀어 올리기가 쉽지 않다. 우리 몸에는 총 혈액이 4~5리터 정도 있는데 중력을 거슬러 머리로 올라가려면 심장이 쥐어짜는 힘도 중요하고 목을 통과해서 머리로 가는 혈관의 길도 잘 뚫려 있어야 한다.

보통 혈압은 심장 근처의 위팔에서 잰다. 궁금하기는 머리 쪽의 뇌혈압이지만 딱딱한 두개골 때문에 측정이 안 되고 목을 졸라 잴 수는 없으니 팔에서 재는 것이다. 그 결과를 보고 뇌혈압이 어느 정도인지 추정하는데 혈압은 멀쩡해도 뇌혈압은 다를 수 있다. 보통 높이 10cm씩 올라갈 때 혈압은 약 7mmHg씩 떨어져 뇌바닥에서는 팔에서 잰 혈압보다 보통 40~50mmHg 정도 떨어진다.

특수한 초음파 도플러 유량계로 머리에서 혈압을 측정한 결과 수축기 동맥압이 떨어진 환자들에게 나타나는 증상들은 다음과 같다고 한다. 주의력과 집중력 저하, 기억력도 떨어지고 건망증이 생긴다. 잠을 자도 피곤하고 피로가 회복되지 않으며 만성적으로 졸음에 시달린다. 어깨와 뒷목이 쉽게 결리고 근육이 긴장되며 통증의 감수성이 커진다. 혈압이 더 떨어지면 어지럼증을 느끼는 일이 많아지고 귀울림 증상이 나타난다.

머리 쪽에서 혈압이 떨어지면 쉽게 우울감이 생기고 의욕상실과 만성피로에 시달리게 된다. 여기에 스트레스 등 심리적 요인이 더해지면 문제는 더 심각해진다.

저혈압으로 인해 심해지는 우울증

30대에 시작된 우울증으로 20년 헤매는 현선생. 자살 충동이 심해 강물에 뛰어들고 스스로 목 조르다가 가족에게 들키기도 했다. 가족들은 어찌될까 벌벌 떠는데 남편만은 못마땅해 사람을 잡는다고. 시어머니 치매 8년 수발 마치고는 화병, 우울증으로 기운이 푹 꺼지고 기억력도 놓아버려 약도 못 챙겨 먹는다. 옆에서 조금만 자극을 받으면 바닥을 치고 좌절 반복. 스트레스 우울증 진단에 갱년기까지 겹쳤다. 병력은 변화무쌍해 복용약도 여러 가지다.

친정동생들이 안타까워 나섰다. 근종 등은 없지만 호르몬의 작용으로 과다출혈이 엄청 심했다. 그래서 어지럼증과 두통도 심해진 상황. 머리뼈를 받치는 것은 아래턱으로, 치아의 교합은 뇌순환에 중요하다. 그런데 현선생은 이미 10년 전부터 치아부실로 틀니를 꼈다. 설상가상 월경 과다출혈로 뇌의 혈액순환이 저하되어 우울증이 최근 더 나빠졌다.

복잡해 보이는 이분의 정신적 문제는 오히려 몸에 집중하여 단순치료가 긴요했다. 무너져 가는 정기신精氣神을 잡아 세우려면 뇌순환이라는 혈액의 기돌림이 우선이었다. 치료 후 한 달이 지나자 잠 잘 자고 정신이 맑아져 아이들과 헬스를 다니기 시작했다. 두 달째 자기 입으로 또박또박 말을 했다.

"정신적으로 살기 싫고 불안 초조하던 것이 지금은 살 의욕도 생기고 좋은 것도 보여요."

"좋은 게 뭐예요?"

"모든 게요. 가슴에 뭉친 게 풀렸어요. 그게 풀리는 데 10년 걸렸네요. 평생 안 풀릴 줄 알았어요. 신들렸다고 천만 원짜리 굿도 했잖아요. 숨도 못 쉬었으니. 친정식구들 비상 걸렸는데 그땐 안 보이더라고요. 지금은 모든 게 보여요."

세상에 이렇게 똑똑하게 말 잘하는 분인줄 몰랐다. 나도 기뻤고 친정 동생들의 비상경보도 풀렸다. 살아주셔서 정말 고맙습니다.

우리 몸과 마음도 사계절 날씨처럼 변화무쌍하다. 우울증은 장마처럼 지치고 폭풍우처럼 흔들린다. 몸이 힘들다 보니 마음도 힘들어 스치기만 해도 눈물 줄줄 흘린다.

흔히 우울증은 자신의 나쁜 성격 탓이나 무능 때문이라고 자책을 하는데 그렇지 않다. 신체적인 질환이 만성피로와 무기력, 탈진을 일으키고 뇌혈관의 혈액순환을 저하시켜 두부 혈압과 혈류가 현저하게 떨어지게 하여 세로토닌 같은 내분비 물질이 줄어드는 것이 원인이다.

우울과 분노는 쌍둥이

여자들은 생리출혈과 임신 출산으로 인한 기혈 부족이 더 잘 일어나므로 남자보다 우울증에 걸리기 쉽다. 게다가 사회적으로 성취도가 낮고 인정을 못 받는 것도 원인이 될 수 있다. 직장, 가정갈등, 고부문제 등 피로와 스트레스가 동기유발을 해주면 그냥 우울증으로 둔갑한다.

우울증은 매우 복합적이고 원인이 중층적이라 보통 환자보다 몇 배의 정성과 시간을 기울여야 한다. 감정적 고통을 표현할 수 없는 상황이나 성격 등은 자기 파괴의 메시지를 만들어내어 뇌에 나쁜 영향을 주고 면역계를 교란시켜 오히려 자기를 공격하게 만든다. 혈액순환을 기차에 비유하자면 혈액은 칸이 길게 연결되어 있는 화물칸이다. 기관차인 기氣가 앞에서 혈血을 끌어주는 원동력이다.

우울증에는 머리 쪽의 혈액순환을 촉진하고 뇌신경에 영양을 주는 가미소요산과 당귀보혈탕 합방을 응용하면 치료가 잘된다. 밤은 세포 재생 복구공사에 기력을 리필해준다. 긴장흥분성 신경이 느긋해지면 혈액의 흐름이 더 수월해지고 잠도 잘 자고 피로가 풀리며 의욕이 생긴다.

우울증은 화병과 일란성 쌍둥이 같은 모습. 마음이 아무리 힘들어도 몸이 지치지 않고 버텨준다면 우린 살아갈 수 있다. 억울하거나 분한 것이 해결 안 되고 안으로 쌓여서 자신을 공격하면 화병을 일으킨다. 우울증은 화병의 숨겨진 그림자.

이럴 때 도움되는 것은 바로 '드러내기'이다. 창피하다고 수치스럽다고 꽁꽁 감추지 말고 사랑의 햇볕, 긍정의 산들바람을 쐬어 온몸에 영양을 듬뿍 주어야 한다. 햇볕은 가장 강력한 양기. 밥 든든히 챙겨먹고 따뜻한 햇볕을 쪼이며 시린 몸과 마음을 덥혀주자. 어느 틈엔가 우울증이란 먹구름이 걷힌다, 환하게.

머리로 기운이 팍팍 가는 애무법

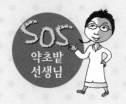

● ─ 뇌로 가는 혈관 통로인 목과 어깨의 결림을 풀어주세요. 세수할 때 앞목과 뒷목을 충분히 마사지해주세요.

● ─ 주먹을 쥐고 등뒤로 돌려 갈비뼈 하단의 신장과 부신 부위를 애무해주세요.

● ─ 누워 쉴 때 베개와 방석을 이용해 머리 쪽보다 다리 쪽을 높여주세요. 두 다리를 높이 치켜들고 흔드는 모관운동을 자주 하세요.

● ─ 대추, 연밥, 시금치, 호두, 잣, 땅콩, 해바라기씨, 호박씨 등 견과류와 우엉 등의 뿌리채소는 뇌에 영양을 줍니다. 질 좋은 천연소금으로 만든 간장과 된장이 좋습니다.

● ─ 황기백숙, 삼계탕으로 기운을 차려보세요. 홍삼차, 생강차, 계피차도 소음형 저혈압에 잘 맞습니다.

유산도
출산이다

두려운 유산

여자친구가 임신을 했는데 어떡하면 좋으냐며 당황한 남자의 전화. 약국을 여덟 군데나 돌아다녔는데 2~3일 내에 먹는 응급피임약밖에 없단다. 다음 날 나타난 젊은 연인들. 인생이 끝장난 것처럼 펑펑 울고 있으니……. 실컷 울라고 휴지를 집어주었다.

"학교에서 성교육도 받았잖아."

"배운 대로 계산을 해서 안전하겠지 했는데도 임신이 됐어요."

"콘돔을 사용하는 당신은 멋진 남자. 이런 말도 못 들어봤어요?"

남자친구는 이 심각한 상황에서도 웃기는 의사가 기가 막힌 모양이

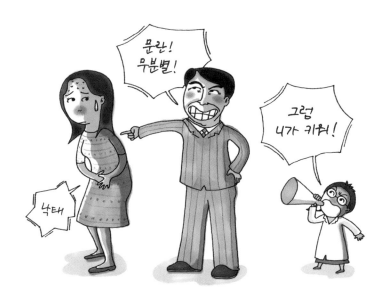

다. 다음 생리 예정일부터 거꾸로 세어 12일에서 16일 사이에 배란기, 정자와 난자의 생존일수를 따지면 10일에서 20일, 약 10일간만 피임을 하면 되는 줄 알고 있으나 이것은 통계수치.

실제로는 사람마다 몸의 상태에 따라 생리주기가 25일~40일로 아주 다양하며 배란도 앞당기는 형, 늦는 형 등 제각각. 우리 몸은 정확성을 자랑하는 기계가 아니다. 안전기라고 생각되는 월경 직후에 성관계를 가졌는데 임신이 된 경우도 있었다.

유산이 낙태라는 이름으로 불리면서 어둡고 슬픈 기억으로 꽁꽁 숨어 있다. 성행위가 동전의 앞면이라면 원하지 않은 임신은 뒷면에 딱 붙어 있는 그림자. 임신하는 대로 낳을 수도 없으니 결국 유산할 수밖에 없는데 당사자에게 쏟아지는 따가운 비난과 수모는 온당치 않다. 무분

별한 성행위나 문란한 평소 행실의 죗값을 치르는 것이라느니 하는 무례한 인식과 설교는 이제 정말 짜증난다.

환자들 중 수술을 한 번도 안 한 여성은 드물고, 2~3회는 보통이고 기가 막히게도 열 번 이상 수술을 한 여성도 보았다. 보건복지부가 실시한 조사에 따르면 2010년 시행된 낙태건수는 약 17만여 건에 육박. 불법이 많은 것을 감안하면 실제 낙태횟수는 훨씬 많아 최대 34만 건으로 추정하고 있다. 우리나라는 OECD 국가들 중 출생아 대비 낙태건수가 가장 많은 피임후진국.

콘돔 일착오득一着五得

응급피임약은 호르몬제제로 여자의 몸에 급격한 충격을 주므로 불가피한 경우에나 사용해야 한다. 경구피임약도 몸의 자연스런 배란작용을 교란시키므로 부작용이 나타날 수도 있다. 루프라고 불리는 자궁 내 피임장치는 자궁내벽에 수정란이 착상하지 못하도록 방해한다. 이 과정에서 염증이 증가하며 복통이 생길 수 있다.

국민대학교에 강연을 두 번 갔다. 원래 강사 재활용은 안 하는데, '섹스할 때 불 켜고 하라'는 명언이 인상적이었기 때문이라나. 불을 켜야 염증이 있나 없나 확인할 수 있다. 성기에 생기는 헤르페스와 콘딜로마라는 사마귀 그리고 염증은 눈으로 확인 가능하다. 철학자 니체는 '채찍' 운운하며 나쁜 여자 매도에 열을 올렸다. 실은 매독에 걸려 분통이 터진 그에게 필요했던 것은 바로 콘돔인데.

어떤 피임약보다 좋은 것은 남성의 콘돔 사용이다. 값도 싼 데다 염증, 성병, 질염도 예방하고 임신도 막아주고 준비도 없이 막막하게 부모가 되는 책임도 미뤄주니 일착오득. 콘돔 한 번 착용에 다섯 가지 이득을 얻게 되리라. 피임을 여자 책임으로 미루고 콘돔을 거부하는 무책임한 남자하고는 섹스하지 마라.

여자들이 감정적으로 빠지는 함정.

'내가 아이를 임신하면 기뻐하겠지. 낳아주면 남자가 좋아하겠지.'

드라마를 너무 본 탓. 비혼모로 혼자서 아이 키울 자신 있다면 그래도 된다. 두 사람이 충분히 토론하고 신중한 선택을 해야지, 불쑥 임신 사실을 알리고 고마워 기뻐하지 않는다고 울면 어쩔 것인가. 착각일 수 있다. 서로 부담스럽고 실망해서 유산 후에 헤어지는 커플들 의외로 많다. 내 아이를 같이 잘 키울 만한 배우자를 구해서 합의를 하고 축복받는 임신을 하는 것, 여자의 일생을 좌우한다.

자꾸 유산해서 어쩌려고

술 먹고 준비 없이 음주섹스. 이거 피임 실패 원인 중 으뜸 아닐까. 사후피임약을 자주 먹은 권선생. 남편은 술자리가 파하면 집에 들어가 아내를 안는 게 습관적인 마무리 코스. 피임약을 먹어봤지만 어지럽고 속이 울렁거려 중단. 드디어는 인공임신중절까지 받게 되었다.

수술 후에 월경이 오면 출혈이 오래가고 지혈이 잘 안 되었다. 그럴 때마다 울상을 짓는 딱한 사정에 몇 번을 도와주었다. 난처한 표정에 기어들어가는 목소리로 다시 또 수술 받은 얘기를 하는데 이해는 되면서도 난감했다.

"권선생. 누가 소설을 이렇게 쓰면 거짓말이라고 할 거예요. 임신, 유산, 출혈 또 도돌이표 또 반복. 드라마보다 현실이 더 드라마 같네요."

"선생님 죄송해요. 진짜 이번엔 안 그럴려고 했는데 그만. 골반통에 배 묵직해서 주저앉는 듯해요. 8월 수술했는데 지혈은 안 되고 다음 달에 왈칵 출혈하고요. 수치가 안 떨어져서 MTX 주사까지 맞았어요."

"죄송은 나한테 할 거 없고. 자기 몸한테 미안해해야 하는 거 아니에요?"

그 와중에 멀리 지방에 있는 시댁과 친정 행사를 다녀왔다.

여자는 기능성 또는 부정출혈과 원인불명의 피흘림이 잦다. 수축과 지혈이 안 돼서 오는 혈허血虛를 보듬기 위해 다시 치료를 시작했다. 얼마 뒤 배시시 웃으며 나타난 권선생. 말은 나더러 진짜 생명의 은인이란다. 이 문제만 아니면 미워할 수가 없다. 따끔하게 주의를 주었다. 이제 더 이상 유산으로 자궁에 상처를 입히면 진짜 아기를 원할 때 임신 유지가 안 되고 잃을 수 있다고. 시간 나면 전화 좀 해봐야겠다. 마음 바꿔어 아기를 갖기로 했는지 궁금하네.

유산 후엔 몸조리 필수

아무리 조심을 하고 날짜를 계산하고 피임약과 콘돔 등 다 해도 피하기 힘든 것이 원치 않는 임신이다. 유산 안 할 방법? 있다. 일생에 딱 한두 번 경건하게 섹스를 하고 애만 만들면 된다. 너무 과격한가? 그럼 비혼남녀는 섹스 절대 불가법을 만들어야겠네.

유산 후 몸조리약을 지어달라며 부부가 찾아왔다. 이런 의리 있는 남편이라면 대환영이다. 콘돔을 썼는데도 전에 실패한 경험이 있어서 두 겹을 끼고 했단다.

"두 겹 껴도 뚫린다니까요"라고 말하며 멋쩍은지 웃는데 나도 푸하핫. 그 후 남편은 정관수술을 받았는데 부부의 수난은 여기서 끝나지 않았다. 1년쯤 뒤에 정관을 묶은 실이 풀려서 또 임신을 했다. 처음엔 황당해서 아내는 지은 죄도 없이 가슴이 두근거리고 남편은 심각하게 얼굴을 붉혔지만 결국 오해는 풀렸다. 드라마도 아니고 사실인 걸 어쩌랴. 그래도 아내를 사랑한다면 정관수술이 제일 좋다. 말로만 사랑 타령하지 말고 몸으로 보여주자.

흔히 소파수술이라고 하는 인공임신중절을 하게 되면 자궁내막을 긁어내서 월경량이 줄어들기도 하고 습관성 유산으로 이어질 수도 있다. 무엇보다 수술 후 자궁에 유착과 염증 등을 일으키기 쉽고 불임의 빌미를 만들어줄 수도 있다. 수술한 후에는 자궁내벽이 상처를 입어 감염을 일으키기 쉬운 조건이 되고, 혈성 분비물은 균들이 좋아하는 먹이가 된다. 감염 예방이 최우선! 유산을 하면 출산한 것과 마찬가지로 몸조리를 잘해 합병증과 후유증을 막아 다음 임신을 준비하자.

유산 후에 자궁내막이 얇아지고 자궁경관이 무력해지는 것을 치료하려면 보익탕補益湯으로 몸조리. 자연유산 후에는 자궁이 회복되기까지 충분한 휴식을 줘야 하므로 콘돔으로 철저하게 피임을 하도록 한다.

다음 아기를 갖는 것은 적어도 세 번 이상 월경을 순조롭게 하는지 지켜본 다음에 계획을 한다. 유산도 출산이다. 여자에게 극심한 충격을 주는 유산은 몸조리와 마음조리가 필요하다. 사랑하는 사람과 같이 슬픔과 어려움을 나누라.

결국 자신을 돌보지 못한 책임은 질병이나 고통이 되어 되돌아온다. 참고 감추고 혼자 감당하는 것은 미덕이 아니다. 건강 또한 보살피지 않으면 저절로 얻어지지 않음을 명심하라. 아기에게는 다음 기회를 주고 우선은 나를 추스르고 돌봐주자.

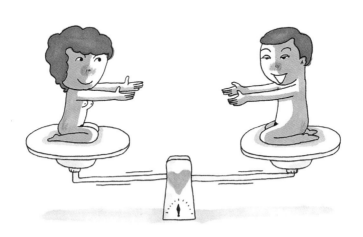

유산 후 몸 돌보기

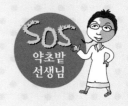

● — 수술 전에 인연이 되지 못할 아기와 헤어지는 의식을 치르세요. 편지를 써도 좋고 음악을 들려주며 미안하다는 말과 함께 아픔을 나누는 것도 좋습니다.

● — 자궁경부를 확장시켜 수술을 받았으므로 간단한 샤워는 하루 정도 지난 후에, 탕 안에 들어가는 것은 보름 정도 지나서 하도록 하세요.

● — 성관계는 수술 후 적어도 다음 월경끼지는 쉬어야 합니다. 가벼운 운동은 일주일 정도 지나서 하세요.

● — 수술 후에는 따뜻하고 부드러운 미역국과 홍합국, 두부, 맵지 않은 백김치, 생선, 호박나물, 무나물 등으로 담백한 식사를 해서 자궁의 어혈을 풀어주세요.

● — 유제품, 수입 고기, 빙과류, 아이스크림, 청량음료, 과일주스 등은 몸을 붓고 처지게 만드므로 해롭습니다. 주스 대신 과일 먹기. 찬물과 더운물을 섞어 음양수로 마시면 몸이 가벼워집니다.

● — 남편과 피임에 대해 진지하게 의논해보세요.

냉한 언니,
속바지 입고 가실게요

속바지의 힘

"아랫배가 냉골이에요. 손을 대보면 윗배는 따뜻한데 속에서 찬 기운이 올라와요. 늘 가스가 차고 묵지근해요. 만져보면 뭐가 뭉친 것처럼 답답하고요. 무릎도 좀 시리고 자다 보면 종아리도 시려 자꾸만 깨요."

진찰을 한 이선생의 배는 아기 둘을 모두 제왕절개로 낳아 수술 자국이 길게 나 있었다. 가스가 많이 차서 퉁퉁 소리가 나고 복대동맥 옆으로는 대요근이 뭉쳐서, 누르니 '아' 하며 아파한다. 아기 엄마인데도 짧은 치마 밑에 손바닥만한 나일론 팬티를 입고 있었다.

"배가 차갑다면서, 속바지와 양말을 챙겨 입으면 좀 덜할 텐데."

워낙 처녀 시절부터 내복을 안 입어 버릇해서 답답해 못 입겠단다. 요즘은 겨울에도 반팔에, 내복 입는 것을 촌스럽게 여기는 풍조다. 출산으로 복부를 절개하고 봉합을 몇 겹씩 했으니 경락의 흐름이 끊기고 어혈도 생겨 혈액순환이 나빠져 복부 온도가 더 떨어지게 되었다.

난 얇은 면 속바지를 한 장 더 챙겨 입으라고 잔소리를 해댄다. 침을 안 놔주겠다는 협박까지 하며 조르기 때문에 거의 마음을 바꿔 입고 온다. 잔소리도 힘 달리고 애정 없으면 못한다.

난소에 물혹이 생긴 환자. 얇은 치마 속에 달랑 팬티 한 장. 물혹이라면 대수롭지 않게 말 그대로 물이 좀 고인 거려니 생각한다. 하지만 거의 묽은 고름이나 엷은 핏빛으로 염증성의 혼탁한 액체가 고인 것이며 몸 상태에 따라 점점 커질 뿐만 아니라 난소기능을 망가뜨린다.

복부가 냉하면 순환이 안 되어서 조직액이 고여 탁해시므로 자궁혹이나 물혹들도 더 잘 생긴다. 땅이 얼면 씨앗을 틔우지 못하는 것처럼 자궁이 냉하면 임신이 어렵다는 얘기가 공연한 걱정이 아니다. 암탉도 알을 낳으면 꼼짝 않고 품는다. 황제펭귄도 발등에 알을 올려놓고 뜨끈하게 품는다. 우리는 뱃속에서 알을 만들어 품는다. 복부 깊은 곳 온도를 높이자.

속옷이 허술하면 아랫도리도 문제

배꼽 아래에 붉은 밭이란 이름의 단전혈丹田血이 있다. 사람 몸 중에서 가장 뜨거운 불기운을 간직한 불씨가 바로 이곳. 몸속의 중심인 이곳에서 불기운이 타올라야만 온몸으로 뜨거운 기운이 퍼져나가 체온이 유지된다. 지구로 따지자면 늘 이글거리는 적도와 같다.

만약 단전이 식으면 늘 으슬거리고 추위를 타며 배도 살살 아프고 설사를 자주 한다. 무얼 먹기만 해도 바로 화장실로 달려가는 사람들이 바로 복냉한 체질. 장이 약해지고 아랫배가 차면 허리 디스크도 생기기 쉬우며 어혈 또는 냉성변비도 오기 쉽다. 복부 쪽 깊은 곳에 있는 큰허리근육이 뭉쳐 있어 요통과 하지신경통도 생기고 근육이 수축된 쪽으로 척추마저 휘는 경우도 있다. 물론 섹스를 하겠다는 정열도 물을 끼얹은 듯 푸시시 식어 사랑하는 사람을 기피하는 냉혈인간이 될 것이다.

속옷의 경비임무는 아랫배의 단전을 감싸 보온을 해주고 엉덩이, 성기, 항문 등의 골반동네를 온갖 잡것(?)으로부터 보호하는 것. 요즘 팬

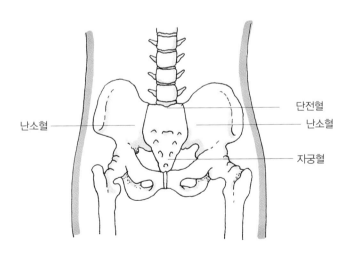

티 크기는 배꼽까지 덮이기는커녕 손바닥만하고 끈(?)만 달린 것도 있다. 재료비도 안 들었을 것들이 값은 더 비싸다. 젊은 여성들은 순면 제품을 싫어한다. 적어도 사이즈 100 이상은 되어야 배꼽을 가릴 수 있는데 아줌마들이나 입는 팬티라며 질색을 한다. 흥! 듣는 이 아줌마, 기가 막힌다.

의복의 역사상 이처럼 아래가 개방형인 복식 패션은 겨우 몇십 년. 짧은 치마에 바람이 술술 들어오는 얇은 속옷은 냉기가 아랫배에 바로 닿기 때문에 굉장히 해롭다. 어혈이 뭉쳐 생리통이 심하고 장이 약하고 배가 부글거리며 가스가 차고 허리도 아픈 것이 다 속옷 허술한 탓이다. 아랫도리를 냉기와 잡균으로부터 지키자.

거들 대신 속바지

이쁜 척하는 여자들 진찰해보면 아랫배 꽉 조이는 나일론 거들을 입고 있다. 허리를 졸라매면 횡격막의 상하운동을 방해하여 얕은 숨을 쉬게 되어 폐활량이 줄어 산소부족증에 시달린다. 사우나에서 모래시계 보았을 거다. 가운데가 잘록한 거들로 허리를 압박하면 8m나 되는 장들이 위아래로 분리되어 연속적인 장운동이 힘들어진다.

허리선과 히프의 처짐은 아무리 비싼 거들로도 해결할 수 없다. 체조와 빠르게 걷기, 다리 뒤로 올리기 같은 운동으로 둔근의 근력을 키우는 것이 지름길. 내복을 입으면 기름 덜 때서 난방비를 절약할 수 있고 지방층이 두꺼워지며 살이 찌는 것도 막을 수 있다.

생강차, 인삼차로 속을 덥히고, 많이 걸어서 복부순환을 시켜줘야 한다. 배는 냉하고, 열기가 몽땅 얼굴로 올라가서 달아오르는 증상은 상열하냉上熱下冷이므로 거꾸로 된 균형을 맞춰주자. 잠깐만요, 냉한 언니, 속바지 입고 가실게요!

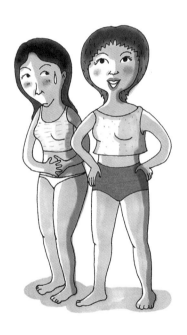

바비인형은
가라

몸은 아직도 석기시대

채집과 수렵으로 일용할 양식을 구하느라 배고픈 나날을 보냈던 인류는 혹독한 빙하기에도 살아남았다. 얼어 죽지 않은 비결은 에너지를 아껴서 저축하는 유전자 때문이었다. 지방조직이 없었다면 인류 대신 침팬지가 지구를 접수했을지도 모른다. 인류는 농경시대에 이르러서야 겨우 식량과의 전쟁에서 살아남았다. 이제는 오곡백과로 매일이 추석이고 잔칫날이 되었다. 옛날 왕보다 더 풍족하게 잘 먹고산다.

하지만 우리 몸은 석기시대 그대로다. 그 몸을 가지고 쌀과 밥과 밀가루를 원없이 먹는 현대를 산다. 살이 이렇게 구박받는 원수 덩어리가 될 줄은 꿈에도 몰랐다. 절세가인 양귀비는 74kg의 풍만함으로 임금을 사로잡았다. 달덩이 같은 복스러운 얼굴은 과거 일등 신붓감의 조건.

사탕수수 막대를 빠는 대신 고농도의 설탕이 아주 싼값에 널려 있다. 과일마다 높은 당도를 자랑하고 있고 아기 분유조차 달다. 음식에 설탕을 치는 건 기본 조리법. 달디단 과자와 사탕과 초콜릿, 음료수까지 고당분이다. 혀의 미각세포들은 설탕에 중독되어 있다.

내장은? 몸은 매일 잔칫집같이 쏟아져 들어오는 넘치는 당분을 프로그래밍된 대로 '지방'이라는 저장 형태로 바꾸어 몸의 여기저기에 쌓아둔다. 지방은 처치 곤란한 애물단지가 되었다.

치킨은 전화 한 통화면 배달되고 쇠고기를 먹으려고 소를 직접 잡으러 나갈 필요가 없다. 일부러 찜질방을 찾을 만큼 땀도 안 흘린다. 사냥과 달리기 대신 책상 앞에서 컴퓨터와 머리씨름을 하고 있다. 몸씨름은 스포츠라는 이름으로 중계방송으로 즐기며 대리만족.

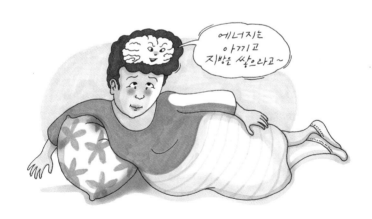

허리둘레 15인치?

바비인형의 몸무게가 56kg이라면 허리 사이즈는? 15인치. 가슴둘레는? 47인치. 키는? 2m……. 여자 모습을 본떠서 만들고 여자애들에게 주어진 놀이 인형이 사실은 상상 속의 동물이나 외계인의 모습을 닮은 괴물. 줄자를 가져다가 내 무릎을 재보니 15인치다. 남자의 얇은 목둘레도 보통 15인치. 씨름선수의 배둘레 정도 되는 가슴에다 2m나 되는 큰 키에 가느다란 개미허리를 가진 사람은 있을 수 없다. 왜냐하면 일어서는 순간 허리가 동강 부러져 죽었을 테니까.

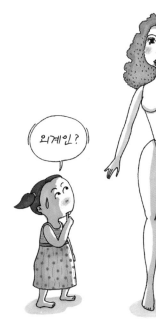

외계인?

우리 아이들이 이런 인형을 가지고 집도 사고 남자친구도 만들고 옷도 매일 길아입히고 머리도 빗겨가며 미래의 모습을 꿈꾸고 있다. 키는 쭉쭉 늘어나고 가슴은 빵빵해지는 줄 알다가 너무도 평범한 인간적인 몸매가 되리라는 걸 알게 되는 것은 사춘기. 실망과 분투. 잘못된 환상을 심어주는 사회에 책임이 있지만 고통은 누가 감당하겠는가.

살풀이 속풀이

한강에 빠져 죽으려고 갔다가 맘을 바꿔 그길로 찾아온 권선생. 엉엉 대성통곡하며 들어왔다. 조그만 한의원 안 사람들도 다 놀란다. 창가 쪽 침대에 눕혀 실컷 울게 했다. 진정된 후 사연을 들어보니 살만 빼면 다 잘될 거 같은데 아무리 해도 안 빠진다며 이렇게 사느니 죽는 게 나을 거 같아 한강까지 갔단다.

기운도 장사고 운동도 많이 해서 근력이 빵빵한데 무조건 살을 빼려 하다니. 꿀벅지 탄탄 몸매를 자신만 저주하고 있었다. 올림픽 여자선수들은 금벅지로 금메달을 땄구먼.

게다가 부모는 살 빼서 빨리 결혼 시킨다고 선보라고 채근이다. 쓸데없는 딸 시집보내기 혹은 딸 치워버리기? 결혼은 독립 남녀가 이루는 것. 물건 땡처리가 아니다. 자신도 사랑 못하는 딸이 과연 선 몇 번 보고 만난 남자를 사랑할 수 있을까? 부모 사랑을 못 받은 딸은 부모 대신 자기를 미워한다. 내 탓. 몸 탓. 못생긴 탓으로 사랑을 못 받았다고 피흘리며 운다.

삐쩍 곯은 몸매가 목표인 다이어트는 결핍의 주술, 불행의 늪. 부모가 그랬다 하더라도 내재된 삶의 의지로 탈출해야 한다. 부디 살기를.

사람은 몸으로 산다. 몸이 납득하고 원하지 않는 방법으로 다이어트를 하는 것을 몸은 스트레스나 고문으로 받아들인다. 아직까지 몸에 축적된 지방을 직접적으로, 지속적으로 빼주는 약은 없다. 몸에 속임수는 절대 안 통한다. 매일매일의 꾸준한 식사와 운동과 마음이 정직하게 몸에 반영된다. 몸과 화해하며 자신을 존중하는 살풀이가 되어야 한다. 우리 인생이 그래야 하는 것처럼.

살풀이는 자신을 찾는 발굴작업이다. 자기와의 데이트이며 스스로 의사되기, 자존심 찾기다. 살풀이를 하려면 뭉친 내장 속을 풀어내야 한다. 속풀이는 자기만의 레시피, 칭찬 스티커 모음, 자연보호다. 살풀이 속풀이는 아름답고 건강하게 자신을 단련하는 체력단련이며 도닦기.

살찐 이유를 들어보니

- 너무 피곤해서 먹으면 기운날까 봐 : 과로에 몸은 무겁고 지친, 갑 상선과 부신기능 저하에 신진대사율이 떨어진 허약한 비만이 많 다. 주위의 삐딱한 눈총과 비난까지 받으니 몸 힘들고 괴로운 삼중 고三重苦.
- 스트레스를 도저히 참을 수가 없어 : 달달한 간식 중독은 스트레 스를 위로하는 셀프행동. 군것질과 먹는 걸로 풀면 기분이 나아지 니까. 당기는 먹거리는 뇌 속에 감정과 분위기와 무드푸드로 입력 되어 있다. 단순한 칼로리가 아니란 거다.
- 애정 결핍이라 모임을 너무 좋아해 : 인간성 좋고 외로워서 술자리 와 회식 자리엔 빠지지 않는다. 안 가면 너무 허전해 끝까지 수다 떨고 먹고 마신다.
- 다이어트 자포자기 : 실패가 두려워 엄두도 내고 싶지 않다. 생긴

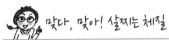
맞다, 맞아! 살찌는 체질

	특징	음식	운동
습담체질	항상 속이 메슥거리고 느글거려서 토할 것 같다. 안 먹어도 목까지 꽉 막힌 듯하거나 목에 뭐가 걸린 듯한 이물감을 느낀다. 어지럼을 많이 느끼고 머리가 자꾸 아프며 눈이 빠질 듯하고 팔과 다리에 기운이 하나도 없고 물에 젖은 솜처럼 몸이 축축 처진다. 속이 더부룩해서 잘 먹지 않는데도 거북하고 살이 찐다.	습담체질은 전문 치료제인 거담제로 치료를 해야 한다. 가정에서는 설탕을 넣지 않은 생강차, 귤껍질차가 도움이 된다. 특히 설탕 든 주스, 음료수, 빙과류, 맥주, 유제품은 상극이다. 찬 물도 많이 마시면 더부룩하고 느글거린다.	배를 따뜻하게 해서 습담을 제거하는 팥찜질이 좋다. 내장 온도를 높일 수 있는 위와 복부 마사지나 두드리기도 도움이 된다.
습열체질	주로 상체, 가슴, 등, 목덜미에 살이 찐다. 심화가 많아서 가슴이 답답하고 얼굴이 시뻘겋게 달아오른다. 비위에 열이 많아서 음식이 들어가면 금방 소화가 되어버린다. 평생 식욕이 떨어져본 적이 없다. 그래서 과식을 하게 되고 위가 늘어나 또 허기져서 먹게 된다. 그래서 뱃속에 거지가 들어 있느냐는 놀림을 받는다. 당뇨와 변비가 걱정되는 체질이다.	먼저 위열을 꺼서 식욕을 조절해야 한다. 쓴맛이 나는 나물, 고들빼기는 식욕을 떨어뜨린다. 미나리, 녹두나물, 모든 버섯, 보리밥도 좋다. 식욕이 지나쳐서 괴로우면 간식 대신 진하게 달인 보리차를 수시로 마신다. 뜨거운 물과 찬 물을 반반씩 섞어서 음양수로 만들어 마시면 좋다.	땡볕에서 열을 받으며 하는 운동보다는 서늘한 시간인 아침저녁에 운동을 한다. 강가나 호숫가 등 물가에서 운동하면 좋다. 실내수영도 알맞다.

	특징	음식	운동
습허체질	살이 많아서 힘이 좋을 것 같아도 실은 손끝 하나 까딱할 기운도 없는 경우가 많다. 갑상선기능이 나빠서 신진대사가 떨어지고 에너지를 제대로 쓰지 못한다. 피부도 푸석하고 동작이 굼뜨며 얼굴도 부어 있고 탄력이 없다. 심장이 약하고 저혈압에 체액순환이 나빠진 경우가 많다.	습허체질의 사람에게 무조건 게을러서 운동도 못한다고 몰아붙이면 안 된다. 운동부터 하기 전에 보기補氣하는 인삼이나 홍삼차, 삼계탕, 황기백숙을 많이 먹어 부족한 원기를 채울 필요가 있다.	모든 체질에 공통으로 갑상선을 자극하는 학호흡과 부신 마사지를 권한다. 어렵더라도 꾸준히 몸을 움직이고 걸어서 시동을 걸고 근력을 높인다.
습랭체질	늘 춥다고 으슬으슬 떨며 주로 허벅지, 엉덩이 등 하체에 살이 찐다. 손발이 차고 파랗게 질릴 때가 많으며 아침에 부어서 신발이 잘 안 들어갈 때도 많다. 생리통도 심하고 배도 아주 차다. 다리가 잘 아프며 무릎과 등이 시리다. 손에 차가운 땀이 나고 식으면서 더 꽁꽁 언다. 열을 내는 대신 지방층을 두껍게 만들어내는 체질이다.	이런 체질은 몸의 발열 장치에 이상이 있는 것인데 부신과 갑상선의 기능을 조절해줘야 한다. 인삼차, 홍삼차, 생강차에 설탕을 넣지 말고 마신다. 매콤하고 얼큰하게 고추, 마늘, 양파 등을 넣은 음식이 맞는다.	햇빛이 있는 시간에 운동을 반드시 해야 하는 체질이다. 일광욕과 야외운동으로 양기를 보충해준다. 차가운 물에서 하는 수영은 알맞지 않다.

대로 자긍심 갖고 사는 것, 당당하지만 몸이 좀 힘드니 어여 돌아
오시라.

100kg인 사람도 분명히 60kg을 통과한 시점이 있다. 거기서 멈추는
것이 반환점을 돌아오는 것보다 쉽다. 시도하면 한 만큼 남는 거다. 실
패란 실을 감는 데 쓰는 것이고 포기란 배추 셀 때나 쓰는 거다.

살풀이는 봄이 최고

긴 겨울이 끝나면 고대하던 입춘. 바야흐로 양명한 햇살이 발기탱천하
면 대지에 생명들이 꿈틀대며 약동하는 새봄. 가을에서 겨울 동안 동
물의 피하지방층이 두꺼워진다. 스스로 보온메리를 챙겨 입는 격이니
저절로 몸무게가 느는 건 당연. 체중조절에 성공한 사람도 가을, 겨울
을 잘 넘겨야 한다. 연말에 송년회에 크리스마스에 설날연휴는 또 어떻
고. 먹을 건수가 워낙 많으니 밥을 줄여도 소용없고 운동을 하자니 날
은 춥고……. 체중계가 미쳤나, 눈을 흘겨도 소용없다.

정장 사러 나갔다가 허리둘레에 생긴 손잡이가 끔찍하고 업그레이드
된 사이즈에 놀란 분도 계시군. 자, 실망 마시고 이제 다시 시작해보자.

입춘이 되면 낮의 길이가 길어져 양기가 충만해지니 습랭한 체질도
신진대사가 촉진되어 살이 빠지기 쉽다. 겨울에는 에너지를 지방 형태
로 비축하는 시기라 살이 안 빠진다. 봄에서 가을까지는 살풀이에 좋고

애들 키 크기에 적당한 때. 운동을 해도 이런 자연의 기운을 이용해야 힘도 덜 들고 효과적이다. 하늘을 나는 갈매기도 바람의 등을 타고 나는 것처럼.

양기충천 봄나물 살풀이

봄나물 이름을 대보자. 시장에 가서 구경하며 가늘고 잔털이 나고 뾰족하고 매콤하고 씁쓸한 것들을 한 줌씩 사자. 얘네들이 바로 땅을 뚫고 나온 양기충천한 봄나물들. 몸을 깨워주고 움직이라 재촉하는 봄의 기운과 아로마를 가득 품은 약초다. 살림과 요리 잘해도 좋지만 못한들 어쩌랴. 요사스러운 혀의 미각에 맞추려 하지 말고 자연스러운 '봄나물 살풀이'를 소개한다.

다시마와 멸치, 국간장으로 장국을 만들어 준비한다. 봄나물과 야채는 세 종류 이상 준비한다. 잡초 빼고 뭐든지 새파란 것이면 콜. 움파, 냉이, 달래, 원추리, 미나리, 쑥, 씀바귀 같은 봄나물에 말린 표고버섯, 근대, 깻잎, 배추, 고수풀, 시금치, 청경채, 취나물, 콩나물, 숙주나물, 양배추, 다시마, 두부 등을 펄펄 끓는 장국에 슬쩍 기절만 시켜서 초간장, 참깨 소스에 찍어 먹는다. 이름하여 '나물 샤브샤브'.

과일에 중독된 여성들이 생각보다 많은데 과일 때문에 찐 살은 빠지지도 않으니 과일 대신 채소로 바꿔보자. 토마토, 무, 당근, 고구마, 배추 꼬랑이, 순무를 과일처럼 먹으면 좋다. 절식으로 오는 변비에도 확실하게 효과를 볼 수 있다.

　습랭체질이면서 갑상선기능이 떨어져 있고 몸이 추운 사람은 인삼의 잔뿌리를 사다가 생강을 넣고 달여 마시자. 반대로 더위를 무지 타는 체질로 물과 음료수가 당기는 사람은 인공음료수를 딱 끊고 보리차를 진하게 달여서 마시면 몸이 식을 뿐만 아니라 갈증도 멎고 식욕도 감소한다.

먹는 방법도 중요하다

자, 머릿속으로 하루 식사량을 산수로 계산하며 찔끔찔끔 먹느라 고생이다. 아침부터 하루 종일 굶다가 저녁이면 와르르 결심이 무너져서 결국은 야식, 폭식의 길로 들어서고 자포자기를 반복하지 않는가.

　오우, 노! 오히려 몸과 뇌가 굶는 당신을 용서 안 한다. 몸은 결코 머리를, 가슴을 속일 수도 이길 수도 없다. 몸을 만족시키고 입과 머리를 행복하게 해줘야 성공한다. 단식은 신진대사를 절전모드로 만들어 에너지를 아껴서 더 살찌게 만드는 요요현상을 불러온다.

　밥 몇 숟가락 먹고 조금 뒤에 과일 먹고 자판기 커피 마시고 사탕 한 개로 공복감을 풀고 케이크 한 조각으로 한숨을 쉬지는 말자. 먹고 운동하면 된다고? 여자들은 호르몬 때문에 좀 힘들어요. 일단 식사량을 딱 절반으로 줄이는 반식半食부터 시작하자.

　중요한 것은 확실하게 세끼를 먹는 것. 나머지 시간엔 군것질을 끊고 물이나 차를 마셔가며 지방을 쓰는 소비 시간으로 만들어야 한다. 맛있는 간식과 과일은 그럼 몽땅 끊으라고요? 그렇게 무슨 재미로 살아유. 엉엉. 걱정 말아요.

간식 드시려면 식사와 같이 한 세트로 천천히 즐기면서 드세요. 살찌지 않는 자연 먹거리로 배를 불려 수시로 입질은 뚝 끊는 것이 살풀이 비결!

다이어트할 때 명심할 것

가계부, 육아일기, 식단 짜기는 열심인 그대들이여. 더 중요한 섹스일기, 살풀이일기는 쓰시나? 여태 칭찬도 안 해주고 구박만 한단 말인가? 나를 들볶는 자해공갈도 멈추고 희망과 절망을 오고 간 경험들을 비웃는 대신 토대로 삼길.

실패하면 어쩌나 걱정하는 시간에 몸을 칭찬해주세요. 남들의 무시보다 자신의 비하감이 더 나빠요. 살이 안 빠진다고 조급해 말고 몸을 믿으세요. 불평할 시간에 몸을 더 돌보세요. 사소해 보이는 습관이 모여서 큰 결과를 만듭니다. 사랑한다는 주문을 만들어 자꾸 읊어주세요.

먹고 싶은 것과 먹어야 하는 것은 다르다. 찔끔찔끔 먹고 허둥지둥 쫓기고 빈둥빈둥 놀고 흐지부지 쉬지 말자. 확실하게 세끼를 먹고 신나게 운동 삼아 일하고 화끈하게 놀고 확실히 쉬자. 쾌락을 섬기다간 신세 망치고 몸을 섬기면 건강해진다.

땅밟기-걷기-휘날리기-가벼움-세로토닌-오감 샤워. 바람의 신발로 땅을 간지럽히자. 우리가 얼마나 아름다운 사람인지 깨닫고 사랑하자. 내가 온몸으로 쓴 다이어트 자습서 『몸을 살리는 다이어트 여행』(도서출판 이프)도 읽어봐 주세요. 4장의 사랑행복만땅님의 글을 읽어보시라. 홈페이지에도 자세히 있으니 강추!

3부

쫄지마, 갱년기!

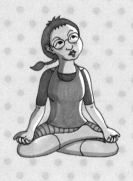

갱년기에 대한
오해와 진실

모든 게 폐경 탓이라고?

딱 오십이 되자 여자들이 모이기만 하면 나이 타령에 치매 걱정을 풀어놓는다. 동창 이름이 입에서 맴돌아 애매한 미소만 지었다거나 휴대폰인 줄 알고 들고 나왔는데 리모컨이더라는 등 실수담 만발. 폐경 되니까 얼굴은 화다닥, 잠자리는 귀찮고, 오싹거리다 줄줄 진땀에 더웠다 추웠다 생쇼 반복. 화도 잘 나고 섭섭한 것은 추가 옵션. 슈퍼에서 반찬거리를 사들고 나오다 힘 빠지고 슬퍼져 눈물을 흘렸다고도 고백한다.

이 모든 게 다 여성호르몬이 안 나와서 생긴 폐경 탓이라고? 여성이 겨우 밀가루 한 알갱이만한 여성호르몬과 매달 흘리는 월경혈에 의해서 존재 가치가 결정된다고? 말도 안 돼. 자동차 한 10년 타봐라. 부딪히고 긁히고 고장나서 정비공장 들락거리는 건 당연하지 않나. 우리가 50년 동안 부려먹은 몸이니 살림과 돌봄이 필요하다는 신호. 끝장난 것처럼 한숨짓는 대신 윤활유도 넣고 재충전하자. 앞으로 달려야 할 날들이 자그마치 절반이나 남았다.

방송국에서 출연 요청을 해왔다. 원고를 보여주며 폐경을 완경이라는 용어로 바꾸자고 설득했다. 자연스런 과정인 완경에 대해 부정적인 폐경이라는 용어를 쓰는 것은 여성들을 두 번 죽이는 일. 특집 마지막 날에서 '완경' 용어를 쓰게 하는 데 성공했다.

쓸모가 다 된 폐기물, 폐광처럼 끝났다는 어감의 폐경이란 단어 대신 임무의 완수라는 의미에서 완경. 여름철 무성한 잎을 달고는 매서운 겨울을 넘길 수 없다. 낙엽을 떨구고 뿌리에 갈무리를 하는 나무처럼 여성의 몸도 가을을 맞는다. 35년 동안 월경하며 매달 피 흘리는 것은 부담스럽고 지친다. 완경에는 더 이상 출혈 말고 고생한 몸을 갈무리하라는 자연의 섭리가 깃들어 있다. 완경은 오붓하게 자신과 연애할 시간!

완경은 몸의 지혜

호르몬은 꼭 난소에서만 나오는 게 아니라 지방세포와 부신에서도 만들어진다. 난소편을 참고하시라. 상기하자, 몸의 힘! 고마워라, 쪽쪽쪽!

완경 후 여성이 수십 년 이상 잘살 수 있는 이유는 풍만한 젖가슴과 엉덩이, 체지방이 돕기 때문이다. 그렇다. 지방을 욕하지 말라. 우리는 젊어서는 연약하고 나이 들면 쓸모없는 열등한 존재가 아니다. 훨씬 강인하고 슬기롭다. 뼈힘과 근력을 준비해서 돌파하자.

아는 게 많아 아줌마고 할 만큼 숙제를 다 해 할머니가 된다. 50년 세월농사만큼 푹 익어서 발효된 지혜와 너그러움, 원만함, 포용력이 재산이다. 지그시 바라만 보아도 세상을 꿰뚫어볼 심안이 열리는 게 완경의 선물. 정작 용기를 빼앗는 것은 사회적 편견과 마음속 두려움이다. 남녀, 지역주의, 장애인 등 차이를 차별의 핑계로 삼아 짓뭉개버리는 사회는 나이 또한 차별한다. 나이 듦은 죄가 아니다. 연륜의 힘을 믿어라. '죽는 날'까지 대신 '사는 날까지' 명랑 완경 생활.

완경했는데 왜 안 죽나?

할머니 덕에 인류가 지능이 최고로 높은 영장류로 살아간단다. 완경의 숨은 뜻을 풀어보자. 오랑우탄과 침팬지는 완경기가 없이 죽는 날까지 월경을 한다. 인간 여성은 35년쯤 월경한 후에도 수십 년 더 산다. 일찍 애 낳기 프로그램을 끝내는 이유가 궁금하지?

> TO 손주
> 나는 어미와 같이 너희들을 키운 할미다. 어린 내 딸이 너를 낳으려니 엄청 큰 머리에 어깨는 넓고 얼굴은 땅쪽을 보고 나오니 좀

어려웠겠니. 경험 많은 이 할미가 너를 안전하게 받았단다.

또 며칠이면 뛰고 노는 다른 동물 새끼들과 달리 오래 키워야 했지. 어미젖에 달라붙어 2년은 빨아야 하고 걸음마 떼고 아장거리다가 열 살은 되어야 제 손으로 먹이를 찾아 나설 수 있잖니. 어미는 계속 동생을 낳고 젖먹이가 딸려 있었단다. 큰 녀석들은 내가 돌보지 않으면 위험하고 아프고 병들 수밖에 없었지.

할미와 어미는 힘을 합쳐 너희들을 먹이고 키우며 살아왔단다. 부족들이 언제 어느 숲에 가면 열매가 익었는지, 땅속 뿌리는, 독초 모양은, 가죽 손질은 어떻게 하면 되는지 내 머릿속에 다 들어 있어. 궁금한 게 있으면 물어봐라. 조상들 내력이며 동네 사람들, 식구들 이야기를 이 할미도 할머니한테 들어서 꿰고 있단다. 네가 배 아프다고 울 때 할미가 뜯어 먹인 풀 이름 잘 기억하고 있지? 내가 없어도 찾아 먹거라. 눈에 넣어도 아프지 않을 내 새끼들, 이제 그만 코 자장자장.

From 조상 할미

완경을 이렇게 설명한 진화이론도 있다. 여성이 죽을 때까지 배란과 월경을 계속해 약해진 몸으로 출산을 하면 낳은 자식과 새로 낳는 아이의 양육과 생존이 모두 불리하고 위태롭다. 차리리 완경을 해서 자손의 아이를 돌보는 것이 종족에게는 유리하다는 것.

할머니는 인간에게 높은 지능을 갖게 해준 공로자. 아이 하나 키우는 데는 무려 20만kcal의 엄마젖과 할머니가 구해준 음식과 옷, 안전한 잠자리, 따뜻한 사랑과 안전한 보호가 필수. 유난히 허약한 팔다리와 몸을 가진 아기를 '엄마표 식당'에서 오랫동안 키우고 먹여준 것이 지능발달을 가져왔고 인류문명 발전을 이루게 했다. 할머니는 약손이고 해결사고 만물박사고 역사 담지자다.

제인 구달 박사의 관찰에 따르면 침팬지들이 육식을 엄청 좋아하지만 매일 먹는 것의 98%는 식물성이란다. 우리 조상들도 주로 채식을 하고 고기 구경은 어쩌다가 했을 듯. 그마나 힘센 놈들만 따로 먹었다잖은가. 동물의 세계랑 똑같다, 뭐. 그러는 동안 일용할 양식을 구하는 것은 할머니들의 일. 진화심리학자에 따르면 할머니, 특히 외할머니가 돌본 아이들의 사망률이 그렇지 않은 경우보다 50%나 낮았다는 연구 결과도 있다. 완경했는데도 안 죽는 게 아니라 못 죽는다. 바로 인류의 복지와 안녕을 위해서.

완경 후, 꿈은 이루어진다

여성이 아프지 않고 사는 건강수명은 70세, 평균수명은 80세가 넘었다. 완경 후에도 30여 년을 디저트로 살 것인가, 주요리로 살 것인가는 선택사항. 강화에서 목욕을 하는데 옆에 앉은 할머니 말씀에 정신이 번쩍 났다.

"내가 80까지 사는 줄 알았다면 환갑에 운전면허 딸걸. 그 나이에 운전 배운다니 다 위험하다며 뜯어 말리더라고. 그때 안 딴 게 후회가 돼. 그러면 트럭 몰고 장사도 신나게 했을 텐데……."

시장에서 알아주는 여걸이신데 주위의 시선과 노화에 대한 두려움으로 멋진 기회를 잃어버리셨다고 아주 분해하셨다. 무릎 때문에 침 맞으러 다니셨던 78세 할머니 말씀도 기억에 생생하다.

"나이 쉰에 혼자 돼 딸 결혼하고 같이 살았거든. 환갑 때 딸이 재혼하라고 그랬어. 지 엄마가 부담스러워 보내려는 줄 알고 막 욕하구 싸웠댔지. 이렇게 오래 살 줄 알았으면 못 이기는 척하고 갈 걸. 지금은 창밖만 보고 사는데 동네 할아버지가 지나가면 차나 한잔하자고 말 걸고 싶어. 이상하게 생각할까 봐 말은 못하고 마음만 그렇다는 거지."

늙으려면 곱게 늙지 추접스럽게 왜 영감님 타령이냐? 따지고 보면 이것도 남녀차별의 연장선. 홀로 된 할아버지는 장가를 가든 연애를 하든 자손들의 짐도 덜 겸 격려와 지지를 받는데 할머니는 정조(?)를 지켜야 한다는 이중적인 생각. 노인 순결주의. 주책 떨지 말고 깨끗하게 늙어라? 너나 그러셈.

완경 후, 인생이란 연못에서 무얼 낚을 건지는 산신령 영감이 아니라 우리의 의지에 달렸다.

"언니는 꿈이 뭐야?" 한비야가 물었다. 남들은 다 끝장난 줄 아는 나이에 꿈을 다 물어봐주다니 이 친구는 다르다. 세계를 제 집 안방, 건넌 방처럼 휘젓고 다니며 7년 단위로 하는 일을 바꾸고 책으로 쓰는 여자, 항상 구체적인 꿈과 인생설계도를 가진 UN 자문위원이자 월드비전 세계시민학교 교장 샘 한비야. 양희은 언니에 따르면 아름답게 삶에 미친 여자.

"아, 다행이다. 이런 질문 받을 줄 알고 생각해뒀거든. 우리나라 가로 세로 종횡무진 밟아보기, 연애에 빠져 종적 감추기, 환자에게 미역국 대접하기……."

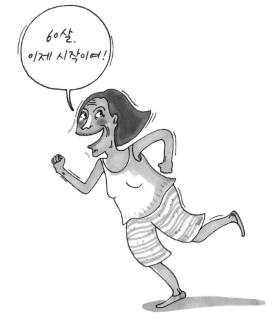

골다공증,
뼛속을 쫀득하게 채우자

뼈도 저축을 해둬야

몸속의 뼈는 207개. 근육이 당기는 힘이 강해지면 뼈는 무게를 늘린다. 자극을 받은 골아세포가 뼈를 생산하고 파골세포는 다듬고 속에는 콜라겐 등의 교원질로 채우고 그 위에 칼슘, 인, 나트륨, 탄산염, 마그네슘 등이 자리를 잡는다.

칼슘과 인은 가장 중요한 미네랄로 매일 각각 700mg이 필요하다. 몸속에 들어 있는 칼슘의 대부분은 뼈에 들어 있고 보통 1kg. 핏속을 흐르는 칼슘의 양은 1g도 안 된다. 부족하면 신경전달도 혈액응고도 어려워질 것이고 과잉이면 신장에 결석이 생기고 심하면 요독증이 된다. 갑

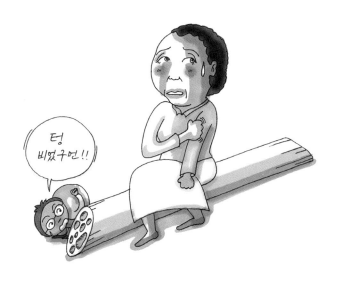

상선과 부갑상선은 혈액 속의 칼슘 농도를 조절하는 호르몬을 분비한다. 위장관에서 칼슘을 흡수하려면 햇볕을 쨍쨍 쪼여야 만들어진다. 비타민 D가 있어야 한다.

나이 들면 골밀도가 떨어지고 구멍이 숭숭 뚫려 골다공증이 생긴다. 온몸의 뼈마디, 특히 어깨뼈, 팔꿈치, 손목, 무릎, 허리 등이 쑤시거나 차고 시린 통증으로 얼굴까지 조여들며 심하면 골절의 위험이 커진다. 다이어트나 거식증 등 식이장애, 갑상선기능 항진, 무월경, 신기능 부전증, 스테로이드 장기복용 환자, 마른 사람들은 발생빈도가 높다.

돈만 저축한다고 되는 것이 아니라 젊었을 때부터 뼈 저축을 빵빵하게 해둬야 나이 들어도 쌩쌩하다. 감기몸살이라도 걸려 며칠 꼼짝 못하고 누워 있어보라. 근육살이 쭉 풀리고 뼈도 가벼워진다. 날씬 몸매는 일찍 골다공증 예약한 거다. 풍만한 몸이 튼튼하고 말고.

우리 식단이 최고여

우유 대량 소비국인 미국도 골다공증이 많다. 유제품 속 인의 비율이 높아 칼슘 이용률이 낮은 까닭이다. 상추, 무말랭이, 나물류가 이용률이 몇십 배가 높다. 초식동물인 코끼리, 말, 소, 기린 등은 고기 안 먹고도 장수하며 뼈도 튼튼하다. 왜일까? 마른풀이나 열매의 칼슘을 아껴 쓰는 능력이 뛰어나기 때문이다.

설탕을 많이 먹으면 혈액을 산성화하여 칼슘을 녹여버린다. 음료수나 사탕류를 줄여서 칼슘을 아껴 쓰자. 콩과 장류와 나물 먹기에서 우리는 서양보다 월등하다. 오래전, 미국 머시재단의 암센터 부원장인 이규학 박사가 국내에 소개해준 자료다. 미국 국립보건원은 골다공증 치료의 5대 필수조건을 제시했다.

❶ 뼈에 자극을 주는 운동 또는 노동을 할 것
❷ 둘째, 하루 두 시간 정도 햇빛을 쪼일 것
❸ 셋째, 천연 호르몬과 칼슘, 단백질이 풍부한 대두콩과 완두콩을 매일 한 끼씩 먹을 것
❹ 칼슘과 마그네슘, 칼륨이 같이 든 무, 깻잎, 더덕류를 먹을 것
❺ 커피, 콜라, 홍차, 짠 음식 등을 삼갈 것

이럴 수가? 필수조건이 고스란히 우리의 전통식단 그대로니 미국 연구원들이 몰래 유학 와서 우리 밥상만 연구했나벼? 여기에 이규학 박

사는 무말랭이와 들깨를 추가하였다. 무말랭이는 우유보다 칼슘 함유량이 5~10배가 많고 들깨의 식물섬유가 에스트로겐 조정작용이 있기 때문이다. 먹거리마저도 사대주의에 물들어 내 집의 귀한 보물을 놔두고 남의 집 곳간만 넘본 셈이다. 코끼리가 그 몸매로 뼈 부러뜨리지 않는 비밀은 바로 맛있는 풀과 열매!

골다공증에 닭발, 황태 통 크게 먹자

해녀들은 골다공증은커녕 뼈가 튼튼하시다. 심폐기능 월등하지, 수영으로 대퇴근육 탄탄에, 평생 운동으로 다져진 체력. 결정적으로 천연 칼슘덩어리인 굴, 조개, 전복, 미역, 톳을 늘상 먹기 때문이다.

육지에선 그럼 어쩐다냐. 멸치, 뱅어포 등 뼈째 먹는 생선이 좋지만 짜게 조리면 많이 못 먹는다. 간장에 설탕, 물엿을 넣어 반드르르 하면 무효. 설탕이 뼈를 녹인다 했다. 잔멸치를 후라이팬에 바싹 볶아 밥 위에 뿌려 먹으면 많이 먹을 수 있다.

짜잘한 멸치 애개개~ 어느 세월에 먹나 할 때 우리에겐 닭발과 황태, 추어탕이 있다. 골다공증 걱정이 태산인 언니에게 권했더니 무섭고 징그러워 보지도 만지지도 못하신단다. 그래도 다급하니 용기를 내어 검은 선글라스를 끼고 닭발을 삶으셨다고. 필요는 꼼수의 언니!

여러분도 걱정 마시라. 손질 다 된 국산 닭발이 1kg에 만 원 정도. 들통에 소주와 생강을 넣고 한 번 삶아 잡냄새를 빼낸다. 다시 푹 끓여서 발만 건져 손으로 비벼 흐물흐물 연한 살점을 발라낸다. 뼈는 버리고 살은 다시 넣고 끓인다. 찬 곳에 하룻밤 두면 위에 기름이 두텁게 엉긴다. 가차 없이 웃기름을 건져낸다. 국물을 나눠서 냉동에 보관한다. 파만 넣어 닭곰탕으로 먹거나 또는 미역국, 김칫국으로 응용하시라.

황태는 뼈가 있는 통북어를 사야 한다. 살찌기 쉬운 사골국보다 황태와 뼈를 고아서 국물로 쓰면 좋다. 요리법은 위와 동일!

해초, 톳에 두부를 넣고 소금, 참기름 간을 하면 고소해서 한없이 들어간다. 바다의 우유라는 굴은 흡수율도 최고다. 글 쓰다 보니 고소한 굴전에 막걸리가 땡기고 통영도 그립네.

인공유산을 많이 한 여성들은 자궁과 골반약화가 빨리 진행되어 늘 엉치와 허리가 빠질 듯이 무겁고 시큰하며 골다공증도 일찍 오기 쉬우므로 더 열심히 챙기세요.

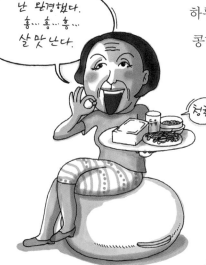

하루에 두유 한 컵 또는 두부 반 모, 콩나물 한 접시 먹고 햇볕 쪼이고 운동하고 음악 듣고 훌훌 즐거이 사세요. 반평생 애들 키우랴, 살림에 직장 다니랴, 집안 대소사 챙기랴 정신없이 살았으니 완경기야말로 자신과 연애에 빠질 최고의 기회랍니다. 좋으실 대로 홍……홍……홍…….

호르몬
먹어 말어?

진짜 자매 맞으세요?

나란히 한의원에 온 60대 자매. 얼굴도 체격도 달라 자매처럼 안 보인다. 동생은 얼굴에 잔주름 좀 있는 마른 듯한 보통 체격이지만 건강하다. 문제는 언니. 50대에 월경이 끝나고 난 후 얼굴의 발열감이 심해서 여성호르몬을 먹은 지 거의 10년이 되어간다.

언니는 동생보다 살이 많이 쪘고, 얼굴은 달덩이에 가슴은 탱탱하고 숨도 차고 허리, 다리도 아프지 않은 데가 없단다. 수시로 얼굴이 벌겋게 달아오르던 열? 호르몬제를 먹었는데도 더위를 엄청 탄다고 한다. 왜 그럴까?

50대에 월경이 끝나자 여기저기 아파왔다? 완경 탓이 아니라 그동안 약해지고 부실한 증상이 쌓인 까닭. 본인의 체질이 상열하냉이라 얼굴 발적과 상기감이 더 심해진 것. 이게 호르몬만 먹으면 다 낫는 줄 알고 10년 세월을 보낸 결과였다. 증상은 복합적이기 때문에 상열, 골관절 약화, 심장 하나하나 꼼꼼하게 세분화해서 치료를 했더라면 지금처럼 체중이 늘고 증상이 악화되지는 않았을 것이다.

자세한 문진을 하니 늘 간식으로 매실, 포도, 식혜, 키위, 바나나를 먹고 홍삼까지 달여 드셨단다. 열 많은 식품은 몽땅 먹었으니 에고 이걸 어째. 그러게 몸에 좋다고 광고하면 뭐든지 낚이는 것이 문제. 온갖 민간요법과 건강식품도 체질에 안 맞으면 역효과.

안면홍조에 가슴에 화덕을 얹은 것 같다는 언니의 화기는 청심사화淸心瀉火 치료가 약! 소요산에 시호, 승마, 소엽, 죽여, 황금 등의 약새보 화기를 풀어내린다(상열체질의 열 내리기는 유방편을 참고).

여성호르몬과 유방암의 상관관계

호르몬제가 만병통치약처럼 유행을 타기 시작한 건 여유가 있는 강남에서부터였다. 아픈 데도 별로 없이 건강하게 살아온 여자분. 완경 후 여자의 인생도 끝장나 시드는 것 같아 걱정이 되었다. 젊어진다는 말만 믿고 호르몬제를 먹었다. 그동안 혹시 유방암이 생길까 봐 젖을 아프게 눌러 짜면서 찍는 조영술도 6개월마다 했다.

불운하게도 3년이 지나자 유방암이 발견되어 수술을 받았다. 수술 후엔 호르몬이 나오지 않게 차단하는 약을 무려 5년이나 먹으라고 했단다. 덜 젊어도 좋으니 암에 안 걸리는 것이 훨씬 나았을 텐데. 미리 발견하면 될 거 아니냐고? 젖은 원래 우툴두툴한 지방조직과 분비선들이 많아 콩알만해져야 찾아내지 더 작을 땐 발견하기 어렵다. 암덩어리 1g이면 암세포는 벌써 10억 개.

우리나라도 여성들에게 가장 많이 생기는 암으로 유방암과 갑상선암이 1등을 다툰다. 빵, 우유, 고기, 버터를 많이 먹는 서양여성들과 같은 유형을 보이게 되었다. 급격히 늘어가는 갑상선암의 원인이 에스트로겐일지도 모른다는 기사도 실렸다. 에스트로겐은 비정상적인 세포를 자극하여 악성세포로 키울 수도 있다고 한다. 만병통치약이라며 꼭 먹어야 한다고 부추기던 것이 얼마 전인데 이제는 호르몬 탓이라니 참.

호르몬제를 먹을까 말까

"선생님, 호르몬제를 먹어야 될까요?"

대개 얼굴이 달아오르는 홍조상기증 때문이다. 임상 경험으로는 체질 자체가 상열체질로 유방이 크고 목덜미가 굵고 얼굴이 잘 붓는 체질은 일단 안 먹는 것이 좋을 듯싶다.

그러나 자궁과 난소를 일찍 들어냈거나 5년 이상 조기완경이 된 경우, 또 얼굴과 가슴이 마르고 홍조가 유난히 심한 경우엔 적은 용량으로 길지 않은 기간 동안 전문가와 의논하여 먹는 것도 고려해봄 직하다.

오래전 동창들이랑 만난 자리. 제약회사 임원 친구랑 나눈 이야기.

"호르몬제 먹는다고 약해진 뼈가 튼튼해지는 것도 아니고 칼슘이 빠져나가는 것을 좀 억제하는 정도라면 골다공증 치료를 직접 하는 것이 낫지 않을까?"

"호르몬제는 처음에 골다공증보다 심장병을 예방하기 위해서 개발되었는데……"라는 친구의 답변. 아하, 그랬었구나.

2002년 미국 국립보건원의 발표가 로이터통신을 타고 전해졌다. 미국 국립보건원 '심장·폐·혈액 연구소'에서 50~79세 여성 1만 6608명을 대상으로 5년간의 임상연구를 한 결과 골다공증, 성욕감퇴 등을 치료하기 위해 에스트로겐과 프로게스테론을 복합 투여하는 호르몬 요법은 유방암과 혈관 내의 혈전을 증가시켜 심장병, 뇌중풍의 위험이 높아진다고 밝혔다. 이에 따라 미국 국립보건원은 8년 동안 예정됐던 호르몬 요법에 관한 대규모 임상실험을 3년 앞당겨 중단하기로 했으며 대상자들에게 더 이상 호르몬제를 복용하지 말라는 서한을 보냈다고 한다.

그동안 알려진 것과는 달리 복합 호

르몬 요법으로 치료를 받은 후에도 피로, 신체 컨디션, 기분, 기억력, 수면 등 전반적인 생활의 질이 치료 전과 차이가 없었다는 연구도 나왔다. 단지 안면홍조와 수면장애만 덜했다는 결과가 있다.

이는 여성 건강과 관련된 금세기 최고의 사건이었다. 그동안 미국에서만 유방통, 부정출혈, 월경량이 적거나 많은 것, 안면홍조, 골다공증 치료제로 호르몬을 1,000만 명 이상의 여성에게 투여를 했기 때문이다. 심지어 호르몬이 여성들의 치매, 우울증, 심장병, 뇌혈관질환을 예방한다고 알려져왔었다.

미국 국립보건원의 발표가 있은 지 6개월 뒤에 미국 식품의약국(FDA)은 앞으로 호르몬제 함유 제품은 담배처럼 '호르몬 대체 요법에 쓰이는 에스트로겐과 프로게스테론이 심근경색을 비롯한 심장병, 뇌졸중, 유방암, 폐색전증, 정맥 내 혈전 등을 일으킬 위험이 있다'는 강력한 경고문을 의무적으로 부착하도록 지시하고, 가능하면 최단기간 내에 최저용량을 사용할 것을 권고하였다. 그 이후 용량을 줄여서 투약하는 쪽으로 추세가 바뀌었다.

그런데도 우리나라에서는 이 문제가 잘 알려지지 않아서 소홀히 다루어진 측면이 있다. 자궁근종, 체중과다, 유방결절, 갑상선 등은 호르몬의 영향을 받을 수 있으니 신중하게 투여하는 것이 좋겠다.

완경하면 사막으로 가리라

"완경하면 뭐하고 싶으세요?"

박선생은 다발성 자궁근종으로 여러 개의 혹 때문에 월경통과 출혈과다로 고생이 많다. 남편은 혈기왕성한 만능 스포츠맨으로 아픈 게 뭔지도 모르는 건강체질에 부부생활도 활발한 편. 자궁적출을 받으면 애정관계에 지장을 줄까 봐 도저히 할 수 없단다.

완경이 몇 년 안 남았으니 버텨보겠다고 결심을 굳혔다. 월경이 끝나면 에스트로겐의 자극이 줄어서 대부분 근종이 더 이상 자라지 않거나 줄어든다. 근종과 월경과다인 경우 수술 대신 빨리 완경이 되어 자궁을 들어내지 않아도 될 날을 기다린다. 간절히!

오래전 자궁내막증으로 가폐경 유도를 해봤는데 그때 너무 고생을 해서 호르몬 차단하는 것도 싫고 뼈 아픈 것도 사절이니 한방으로 관리해달란다. 자궁근종은 자라지 않게, 뼈는 쇠약해지지 않게, 출혈은 억제해야 한다. 말은 쉽지만 이인삼각 경기처럼 팀워크가 중요하다.

"생리대 없이 사막에 갈 거예요."

사막을 여행하려고 6개월치 생리대를 배낭에 챙겨 떠난 사람이 있더라고 했더니 자긴 몽땅 던져 버리고 가볍게 떠나는 것이 버킷리스트란다. 몸의 주인으로서 굳은 의지로 버티길 8년. 드디어 완경. 사막이 손짓한다.

완경하기 좋은 때

대학생 아들이 난리를 쳐서 지방에서 오신 40대 신선생. 적지 않은 크기의 자궁근종에 심한 월경통, 빠른 월경주기로 한 달에 두 번 출혈하는데도 개복수술은 본인이 극력 거부했다. 빠질 듯한 복부통증과 출혈 펑펑으로 직장생활이 힘들 정도지만 한방 도움을 받아가며 노력해보겠다는 의지파.

몇 년이 걸릴지 모르는 완경을 기다리며 복합 증상들을 다스렸다. 3년쯤 지났을까. 근종이 자라긴 했지만 아깝게 뭐하러 수술하냐는 담당 의사의 격려도 있었다. 이윽고 짧았던 월경주기가 길어지고 양도 차차 줄어 살만해지다가 6개월을 쉬었다. 50세 무렵, 근종이 1cm 줄고 완경까지 되어 잘됐다고 축하도 했는데…….

사람 마음은 참 알다가도 모를 일. 그토록 기다리던 완경 아니던가. 심정적으로 허전했던지 몰래 녹용 든 비싼 보약도 먹고 회춘(?)을 위한 치료도 받았다네. 화들짝!

완전히 끝나기 전에는 끝이 아니다. 월경은 재개되어 매달 열흘씩 예전처럼 쏟아지고 근종은 커졌다. 다시 용기를 내서 자궁을 진정시켰다. 지금은 살짝 비칠 뿐 제대 말년이 된 듯하다. 자궁 지키기 프로젝트 완수!

얼굴 열 나면 물자동차 콜!

전국을 다니며 강의를 하는데 요즘 여성들의 관심사는 갱년기와 폐경, 치매 등이다. 갱년기 강의에 삼사십 대 꽃다운 여성들이 가득하다. 닥치지도 않았는데 선행학습(?)이 웬 말인가. 공포감과 두려움이 큰 까닭이다. 완경은 자연스런 몸의 현상일 뿐 질병이 아니다. 쫄지 말자.

갱년기에 호르몬이 좋다는데 남자들에게는 왜 먹으란 소리를 안 할까? 대머리, 고환암에 걸릴 위험이 높아진단다. 저런!

안면홍조는 상하순환이 안 되어 나타나는 전형적인 증세. 심리적으로 상처 많이 받고 분노와 우울이 해결 안 되고 남이 나를 어떻게 생각하나 소심하게 신경 쓰는 사람이 더 화끈거린다. 성적수치심이나 애정불화, 모욕을 많이 받은 경우 심해질 수 있으니 힐링이 필요하다. 뻔뻔

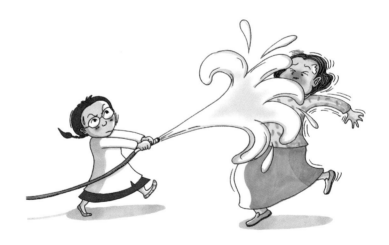

해져야 한다. 당당해라. 남들 다 바빠서 나한테 신경 안 쓴다. 걱정 뚝.

붉은색 식품인 인삼, 고추장, 커피, 술, 설탕, 담배는 화기가 강해서 불난 얼굴에 부채질한다. 홍삼은 괜찮다고들 하는데 파는 분 이야기고, 진돗개는 영원히 진돗개. 인삼도 마찬가지, 더운 성질이 어디로 안 간다.

바다, 강에서 나는 식품들과 검은색 식품은 수기가 강해서 불을 다 스려준다. 검은콩, 북엇국, 생굴, 동태찜, 멸치, 씨앗 많이 먹고, 보리차, 결명자차 수시로 마셔주라. 열 내리게 걸어라. 호숫가, 강변, 바닷길에서 촉촉하게 적셔주라!

갱년기에 좋은 음식

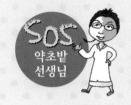

● ― 마른 새우, 뱅어포는 칼슘덩어리입니다. 바다의 우유인 생굴과 골뱅이에는 칼슘은 물론 뼛속의 진을 만들어주는 성분도 많습니다. 생선을 싱겁게 조려서 식히면 우무처럼 엉기는데 이것이 연골과 뼈에 흡수가 잘되는 칼시토닌입니다. 뼈째 푹푹 조려서 국물까지 드시면 훌륭한 뼈 보약이 됩니다. 북엇국 아시죠? 머리, 껍질이 있는 통북어를 뼈째 고아 육수 대신 사용해보세요.

● ― 쥐눈이콩, 검은콩, 두유, 콩사반을 만들어 수시로 콩알처럼 드세요. 표고, 양송이, 두유, 들깨, 잣, 호두, 김, 연밥, 연근, 수박씨, 해바라기씨 등 둘러보면 약보다 좋은 음식이 널려 있습니다. 탄산음료나 식혜 대신 연근차, 감국차, 연밥차, 산조인차, 대추차, 결명자차 등 바꿔가면서 즐겨보세요.

● ― 밥 달라고 보채는 영감님껜 밥하는 법을 가르치세요. 남는 시간에 운동하고 잠을 잘 주무시면 원기를 채워주는 호르몬과 단백질 합성이 잘 됩니다.

치매 예방은
혈압 관리부터

뇌졸중은 우연을 가장한 불청객

경희대 한의학과를 졸업한 후 대구에서 인턴생활을 시작했다. 그 시절 여한의사를 처음 보는 환자들의 반응은 뜨거웠다(?). 당연히 구급차를 타고 응급환자를 보러 가는 건 초짜 한의사의 몫.

어느 날, 호텔에서 구급 전화가 왔다. 급히 달려간 호텔 내실은 담배 연기로 꽉 차 있고, 할머니 한 분이 쓰러져 계셨다. 사연인즉 사장 할머니가 늘 내실 골방에서 친구들과 놀이화투를 하셨단다. 그날따라 끗발이 너무 좋고 뒤끝이 딱딱 맞아서 몇 시간째 꼼짝 않고 앉아 계셨지, 겨울이라고 문을 꼭 닫고 줄담배는 피워댔지, 낮에 시켜 먹은 자장면과 탕수육은 소화가 안 돼서 제깍 체해버렸으니 뇌졸중으로 쓰러지시게 된 거다.

맨손으로 시작해 여관을 호텔로 키우신 여사장. 늘 앉아서 카운터만 보시는 것이 습관이 되었고, 신경을 많이 쓰다 보니 고혈압 환자가 되셨다. 물론 약은 드시고 계셨지만 보시다시피 운동도 안 하시고 방 안에서 화투에 담배에 소화 안 되는 음식에 여러 가지 상황이 겹쳐서 중풍이라는 결과로 나타난 것.

만약 그 운명의 날이 따뜻한 초여름이었다면 혈압이 덜 올랐을 테고, 가끔씩 창문을 열고 환기를 시켰다면, 또 금연을 하셔서 혈관이 건강했다면, 점심으로 자장면과 탕수육 대신 묽은 된장국에 동치미나 가볍게 드셨다면, 며칠씩 변을 못 봐서 복압을 올리는 대신 아침마다 푸짐하게 대변을 보셨다면, 화투 대신 할미니들이 관광버스춤이라도 추셨다면 상황은 달라졌을 것이다. 그분은 안타깝게도 유언 한마디 못 남기고 중환자실에서 며칠 계시다 운명하셨다.

'오늘'이란 어제 목숨이 다한 사람이 그토록 살고 싶어 하던 '내일'이다. 아침에 눈을 뜨면 시작되는 하루가 어떤 이에겐 세상의 마지막 날이 되는 것, 그게 인생이다. 사소해 보이는 우연도 거듭되면 필연이 된다.

혈압이 높으면 뇌혈관질환 위험

내가 한의사가 되고 밥벌이를 하면서 제일 그리운 분은 외할머니. 저녁

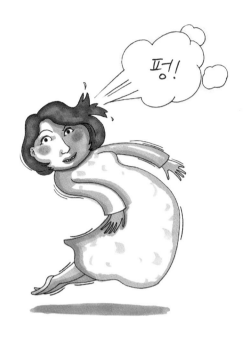

이면 마실을 나가 동네 할머니들을 꼬드겨 마포에서 유명한 관광계 '오 야'를 하셨던 분. 손녀딸의 연습장을 오려서 실로 묶은 수첩에 연필에 침을 발라 여행일기를 쓰셨던 분. 살아 계시면 손녀딸이 관광을 실컷 시켜드리련만……

할머니는 초가을 새벽 화장실에서 쓰러지셨다. 뇌졸중은 뇌혈관이 터지거나 막히는 증상인데, 날씨가 추운 이른 새벽 아침에 많이 일어난 다. 잠자리에서 일어나자마자 찬바람을 쏘이면 혈관이 바짝 수축한다. 용변을 보느라 힘을 주면 복압이 오르면서 혈압이 더 올라가 뇌혈관이 터지는 일이 벌어진다.

뇌혈관질환은 목숨을 건진다 해도 반신불수나 언어장애, 심하면 식물인간처럼 후유증이 커서 두려운 질병이다. 한의사인 나도 치매, 중풍이 제일 무섭다. 타인의 도움에 의지해야 하기에 인간의 존엄성과 품위를 지키기 어렵다.

일반적으로 수축기에 140mmHg, 이완기에 100mmHg를 넘을 경우 고혈압으로 분류한다. 고혈압 환자는 뇌졸중에 걸릴 확률이 보통 사람보다 4~5배나 높다. 이완기 혈압을 10mmHg만 낮추면 중풍은 절반 이상 예방되고 심장마비와 신부전의 위험도 크게 줄일 수 있다.

특히 여자들은 신장의 혈액순환이 약해지면 몸속에 수분과 소금을 정체시키는 경향이 남자보다 무려 여덟 배나 높다. 여자들이 몸이 잘 붓는다는 얘기다. 고혈압이 되면 심장이 비대해지고 탄력성이 떨어진다.

환자들에게 흔히 듣는 질문 하나.

"목이 자주 뻣뻣하고 뒷골이 땅기면서 얼굴이 이상해요. 얼굴이 화끈거리고 손발이 저리는 일도 자주 있고요. 혹시 이런 거 중풍기 아니에요? 중풍 올까 봐 제일 겁이 나요."

"너무 겁먹지 마세요. 뇌에서 빠져나온 전선인 뇌신경에 문제가 생긴 것일 수도 있고 목 근육 자체의 피로 때문일 경우가 많아요. 제일 중요한 요인은 바로 혈관건강과 혈압이에요."

혈압 끌어내리기 작전 실시

혈압 높다고 꼭 꼬집어서 아픈 곳도 없다. 머리 어지럽고 뒷골 땅기고 목 뻣뻣하고 손 저린 증상은 멀쩡한 사람들에게도 아주 흔하다. 고혈압은 거의 증상이 없고 통증이 없기 때문에 무시하기 쉬워서 탈이다.

사실 혈압이 높아서 혈관이 터지면 좀 어떤가? 코 혈관이 터지면 코피밖에 더 나겠는가. 다리 혈관 터지면 푸르딩딩 멍들었다가 서서히 옅어지면 그만인 것을. 문제는 뇌에서 터져 중풍이 되는 것인데, 재수 좋으면 약하게 살짝 마비가 왔다가 낫기도 하지만 반신불수에 말 더듬고 정신적, 육체적으로 무력해져서 퇴행을 일으키는 후유증을 남긴다.

혈압은 낮에는 올라가고 밤 동안에는 내려간다. 또 겨울에는 높고 여름에는 낮아진다. 일에 대한 집중이나 시험, 업무 등으로 긴장하거나 스트레스를 받으면 교감신경이 흥분하여 혈압이 올라간다. 특히 분노 등이 몰아치면 혈관 내피에 상처를 내며 심박동도 빨라지고 급격한 혈압상승을 일으킨다. 이런 상황이 자주 반복되면 자신도 모르는 사이 고혈압 환자가 된다.

자기만의 스트레스 이완법을 개발하여 '혈압 끌어내리기 작전'을 수행해야 한다. 40~50대부터 혈압약을 복용하기 시작하면 30년 이상 먹게 될 수 있다. 몸을 바꾸어 혈압약이 필요하지 않게, 또는 적게 먹어도 되는 몸으로 만드시라.

체중을 조금만 줄여도 위험이 덜어지고 담배만 끊어도 혈관이 널널해진다. 시시해 보이는 작은 건강 노력들이 모여서 혈관을 깨끗하게 만든다.

몸 바꾸면 혈압은 내려간다

"엄마께서 고혈압약을 드신 지 5개월째거든요. 약 드시니까 지금은 정상이세요. 고혈압약은 먹기 시작하면 계속 먹어야 한다던데 맞나요? 의사 선생님께서 이제 할 일은 다 했으니까 음식으로 잘 조절하라고 하셨대요. 좋은 음식 권해주시겠어요?"

"혈압약은 관리약이여. 한두 달 먹는다고 낫는 약은 아니지. 화산처럼 뇌혈관이 터지는 것을 막으려고 수압을 낮추는 조절약이라는 뜻이지. 그러니 혈압약이 덜 필요하게 몸을 바꾸시면 좋을 거야."

40대부터 혈압약을 먹었는데 10년 뒤 혈압약을 이것저것 합해서 무려 여덟 알이나 먹던 분도 있었다. 매일 마셔대던 음료수를 딱 끊고 걷기를 하고 체중을 줄여 몸을 바꾸고 나서 누 알로 줄일 수 있었다. 약을 안 먹거나 마음대로 중단하려 들지 말고 몸을 바꾸어 혈관건강을 좋게 해서 복용량을 줄이자.

심장은 하루에 10만 번씩 박동하며 몸 전체의 10만km에 이르는 혈관에 피를 보내고 있다. 살이 찌면 지방조직과 혈관도 같이 늘어난다. 모두 심장에게는 초과근무를 요구하는 골칫덩이.

원래 체중에 알맞게 최적화된 심장 크기로는 역부족이라 심장근육은 두꺼워지고 지쳐버린다. 체중을 알맞게 줄여주면 올라간 혈압도 내려오고 심장도 건강해진다. 트랜스지방, 구운 고기, 마가린은 최악의 기름때를 만든다. 고기 먹을 만큼 먹었다. 신선한 채소와 과일, 생선으로 혈관을 깨끗하게 하자.

혈액순환이 잘되면 혈관 찌꺼기가 쌓이지 않는다. 천천히 걸으면서 의식적으로 아랫배로, 발 쪽으로 열기를 내려 보내고 한 호흡씩 느긋하게 오래 걸으면 하심下心 되어 혈압이 떨어진다. 고혈압, 걸으면 내려간다. 혈관, 걸으면 깨끗해진다.

혈압을 낮추고 싶어요

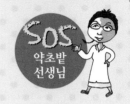

● ─ 혈압이 오르면 신장도 힘듭니다. 척추 양쪽 위로 신장과 부신이 붙어 있습니다. 등 뒤로 손을 뻗어 허리 위쪽 갈비뼈 사이를 시원하게 싹싹 비벼 주세요.

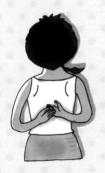 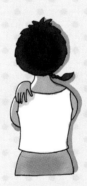

● ─ 뇌로 가는 혈관은 앞뒤 목을 지나갑니다. 목 돌리기, 어깨 으쓱, 목 비 벼주기로 애무해주세요.

● ─ 알맞은 두께의 메밀이나 콩을 넣은 베개가 머리를 시원하게 합니다.

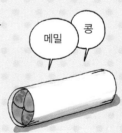

● ─ 청량음료, 식혜, 수정과 등 설탕으로 단맛을 낸 것은 혈액을 탁하게 하고 혈관에 침전물이 생기게 합니다. 뽕잎차, 보리차, 칡차 등이 좋습니다.

● ─ 짠 국물 대신 건더기만 드세요. 실파, 미나리, 양파, 콩나물, 숙주나물, 무, 녹두, 호박, 팥, 오이, 사과는 몸속의 염분을 빼서 혈압을 낮춰줍니다.

● ─ 발이 굳으면 머리도 답답해져요. 뜨거운 물에 소금을 넣고 족욕을 하면 좋습니다.

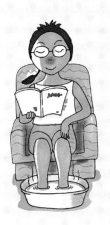

비싼 화장품은
영양이 빵빵한가

화장품 바르기 전 피부부터 알자

비싼 화장품이 더 효과가 좋을까? 이걸 알려면 우선 피부의 성질을 알아야 한다. 표피는 20층의 각질층으로 이루어진다. 보호작용과 호흡을 주로 하며 완전히 바뀌는데 한 달 걸린다. 하루에 한 층씩 각질층이 떨어져 나간다고 생각하면 된다. 표피는 흡수작용을 하는 입구가 아니라 노폐물을 내보내고 아주 소량의 산소호흡을 하는 출구다.

진피는 영양분을 합성하고 저장하는 층이다. 여기 땀샘에서 수분이 촉촉하게 나오고 모낭에서 유분 공급이 이루어져서 유수분 밸런스가 맞아야 좋은 피부다.

지성은 지성대로 건성은 건성대로 화장품에 신경 쓰며 돈을 팡팡 쓰는데……. 돈 바른 만큼 효과는? 별로다. 피부 좋으라고 화장품을 바르면 총 피부에 맞닿은 부피의 0.1%만 표피에 아주 아주 미량만 흡수된다고 하네. 아무리 두껍게 영양크림을 발라도 진피층까지는 도달할 수 없다. 해서도 안 되고!

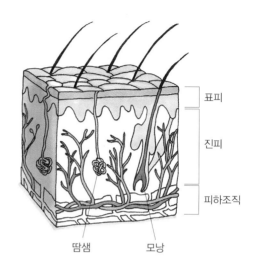

표피

진피

피하조직

땀샘   모낭

촉촉함의 비밀은 부어오른 피부

그럼 뭐야 도대체? 내 얼굴의 귤껍질 같은 모공은 여고생 때 유행하던 모 제약회사의 연고를 멋으로 발랐기 때문이다. 우리 땐 다 그랬다. 바르기만 하면 촉촉해지고 매끈해지는 마법의 약 기적의 약, 알고 보니 몽땅 스테로이드인걸. 발라서 피부가 부은 걸 촉촉 매끈으로 착각한 거다.

저녁에 세수를 깨끗이 하고 난 뒤 나이트크림을 정성껏 두툼하게 바른다. 주름살 지워지고 영양 듬뿍 주라고. 아침에 일어나면 땅기지도 않고 그럴듯하니 매끈해서 화장품빨인줄 안다. 착각이다. 바르고 덮어주면 피부의 모공과 한선이 약해지고 제 기능을 못해 유수분 조절이 어려워진다. 시들하니 생기를 잃는다.

화장품, 그것이 알고 보면 원료 중에 가장 많은 것이 물이다. 알코올은 증발작용으로 시원한 느낌을 주고, 글리세린은 지방성분으로 수분증발을 억제한다. 화장품의 주목적인 기름 코팅용 물질로 라놀린 같은 동물성기름과 파라핀 같은 석유기름이 사용된다. 물과 기름이 잘 섞이도록 계면활성제가 들어가는데 한마디로 세제의 주성분. 예쁜 색을 내기 위해 석유에서 합성한 타르 색소와 향을 내는 향료를 넣고, 화장품이 썩지 않고 벌레가 안 생기도록 방부제와 살충제도 넣는다. 이 성분들을 매일 바르면 과연 피부가 좋아할까?

내 손이 최고의 화장품

피부 트러블이 장난이 아닌 고선생. 습진성 여드름 때문에 울긋불긋. 화장법을 물어보니 자신 있게 말한다.

"유기농 화장품만 써요."

그랬겠지. 온갖 정보에 노력에 돈들인 것은 오죽하겠나. 저녁에 바르는 종류를 물어보니까 스킨, 에센스, 아이크림, 로션, 영양크림까지 무려 5종류. 아침엔 여기에 자외선 차단제, 파운데이션, 분까지 8종이다. 요즘은 20대부터 미리 아이크림을 발라줘야 한다는 마케팅 전략이 여자들을 파고들었다. 심지어 어린이 화장품까지 나올 정도다.

유기농이라도 두껍게 바르면 피부는 숨을 못 쉬고 질식하게 된다. 비닐랩을 씌운 것과 같은 효과를 준다. 이렇게 바르고 자면서 피부가 영양을 듬뿍 흡수할 거라고? 아니! 그럼 대신해줄 것 없나? 내 손이 약손이다. 스킨 바르고 얼굴 두드려주기, 마사지 해주기. 그러면 알아서 피부의 유수분 조절능력이 좋아진다. 애무는 시도 때도 나이도 성별도 상관없이 모두 좋아한다는 거! 부작용은 0%.

세안 후 스킨만 바르고 자도 괜찮다. 건조한 피부라 땅기는 느낌이 들면 로션을 얇게 바르고 열감이 약간 느껴질 정도로 비벼주듯 마사지를 해보자. 피부야, 하루 종일 힘들었지? 톡톡톡 두 손으로 얼굴을 감싸서 열심히 피로를 풀어주면 건조해도 밤사이 나만의 천연기름이 나온다. 요걸 개기름이라 부르는 건 잘못된 생각. 방 안은 수건이나 물대접을 두고 잔다. 자기 전 물 한 컵도 쭉!

붉게 화가 난 여드름. 가렵고 아프니 손이 간다, 손이가. 에잇 손톱으로 눌러 짜니 시원하긴 한데 검붉어진 자국에 흉터는 남는다. 세균이 득시글거리는 손톱으로 꾹 눌러 짜고, 잡아 뜯지 말자. 세안 후 면봉 끝에 소독용 알코올이나 과산화수소를 살짝 묻힌 후 밀어 올리듯 짜준다. 부드럽게 살살!

피부, 넘치는 개기름은 이렇게

개기름은 피부를 보호하기 위해 스스로 분비되는 것이다. 보호작용. 피부재생작용. 최고의 셀프기름이자 천연보습영양제. '개'자 붙여 미워하는 게 어리석다.

청춘기에 피지분비가 과잉되면 모공은 넓어지고 여드름균이 자리 잡아 염증으로 골치가 아프다. 다행히 20대가 지나면 대부분은 자연스레 정리가 되는데 나이 들어 계속 나는 건 치료가 필요하다.

저녁에 깨끗이 세수하고 가벼운 터치로 스킨 두 번 정도 바르고 자고 나면 아침에 얼굴이 기름기가 약간 돈다. 모낭에서 분비한 귀한 기름이다. 자. 이걸 다시 비누로 뽀송하게 닦아낼까? 아니죠. 물로 그냥 닦아냅니다. 기초화장은 절로 한 거다.

코 부위와 티존은 기름이 좀 고이고 세균도 많으니까 약간 비누칠을 해 닦아준다. 나이 들면 입가가 제일 먼저 쪼글쪼글해진다. 기름 빼지 말자. 그 다음에 스킨. 가볍게 정신 차리라고 두드려주고 로션이나 영양 크림 바르면 기초는 끝. 화장 곱게 먹으라는 메이크업베이스나 자외선 차단제는 완전히 기름성분에 끈끈해서 피부호흡을 막고 오염물질을 흡착한다. 가능하면 적게 쓰는 게 좋다. 대신 모자나 양산 어떨까?

기름성분의 파운데이션을 하루 종일 바르고 있으면 얼굴에 마스크 한 것처럼 갑갑하다. 특히 트러블이 많고 열감과 발적, 가려움증이 있을수록 파우더 정도만 두드려주는 게 좋다. 가린다고 두껍게 바르면 피부 성질만 나빠진다.

여드름엔 호르몬 균형을 맞춰야

별명 불타는 활화산인 정선생. 여드름이 온 얼굴에 새빨갛고, 화끈 달아오른 게 여고시절부터 10여 년. 늘 속상하고 스트레스 받는다고.

"피부과 약에 기능성 화장품, 천연비누에 좋다는 건 다해봤어요 진짜 안 해본 게 없을 정도로요."

"월경은 어때요? 항생제 피부약보다 호르몬 균형 치료하는 것이 필요한데요."

2~3개월마다 월경한다는 짧은 말과 함께 여드름 얘기는 불라불라 한없이 길어진다. 신경은 온통 여드름에 가 있고 월경불순 치료엔 관심 없다. 남성호르몬이라고 알려진 안드로겐이 과잉되면 상대적으로 여성호르몬이 부족하고 배란 월경장애가 나타난다.

초음파로 다낭성 난포가 자잘하게 보였다. 피부엔 여드름이 극성을 부리고. 여드름과 월경은 따로국밥이 아니다. 동시패션으로 치료해야 월경불순 낫고 피부는 예뻐진다는 설명과 설득. 누군가는 해줬어야 할 이야긴데 10년이나 걸렸다.

화장품은 역시 6~7종 여러 겹을 바른다. 선전에 낚였다. 낮에 여드름 가리려고 두껍게, 밤에 영양 준다고 기름칠, 모공은 막혀 곪고 피부는 숨 못 쉰다. 비누거품 내서 세수하고 헹군 뒤 스킨 토닥토닥 마무리로 바꾸게 했다. 지금은 꼬박꼬박 월경하며 트랜디한 멋쟁이로 잘산다.

피부는 넓게 펼쳐진 나 자신

여드름, 다낭성 난소증후군, 상열증의 여대생. 소심해서 긴장하면 더 새빨개진다. 피부는 외부로부터 나를 둘러싼 보호막, 면적이 1평이 안 되는 넓은 조직. 하고 많은 부위 중에 왜 얼굴만 불타오르고 여드름이 날까? 염증 탓이라면 골고루 나야 하지 않을까? 음식만의 문제라면 알레르기, 두드러기처럼 온몸에 발진과 가려움증이 나타나야 하지 않을까? 음식이 영향은 줄 수 있을지언정 진짜 문제는 아니다.

얼굴은 나와 남을 구별 짓는 최전방 외부 경계면. 남을 지나치게 의식하면 긴장성 신경이 작동하여 얼굴로 피가 몰린다. 기분 좋게 이완성 신경을 활성화시켜 여유롭게 성격을 바꾸면 여드름도 개선된다.

피부는 넓게 펼쳐진 확장자로서의 자신이다. 뇌와 동창생인 조직이고 심장, 간보다 크고 무거운 장기다. 얼굴 트러블의 심리적 요인을 풀어줘야 한다. 면역과잉! 쓸데없이 자신을 공격해서 트러블을 일으키는 것과 함께 남을 너무 의식하고 쫄고 감정노동에 지치지 말고 당당해지자.

어떤 남자가 나에게 그랬다. "옛날 한국영화 같이 얼굴에 비가 죽죽 오네"라고. 내 얼굴의 주근깨와 햇볕에 그을린 반점을 보고 한 말이다. 나? 당근 그런 소리에 아랑곳하지 않는 뻔뻔마녀라서 얼굴을 박피하는 대신 그 남자를 정리했다. 깔끔하게.

쫄지 마세요. 몇 개의 여드름에 신경 쓰지 마세요! 제발, 돈도 날리지 말고요. 자기가 의식하지 않으면 저절로 사라질 테니까.

먹어도 좋고 피부에도 좋은 천연팩

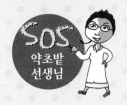

● — 과일팩

과일 껍질은 버리지 말고 피부에 쓱쓱 문질러주세요. 귤 한쪽 터뜨려 새콤
달콤물로 얼굴에 비벼줘도 좋습니다. 저도 환자분에게 배운 비법은 홍시
껍질로 얼굴 마사지하기. 필링제로 최고!

● — 두부팩

열감에는 감자팩, 두부팩 추천. 저는 감자를 강판에 갈기 귀찮아서 두부팩
을 좋아합니다. 두부를 물에 한 번 끓여서 소금기를 뺀 다음 식혀서 얇게
잘라 얼굴에 올려놓습니다. 팩하다가 배고프면 먹어도 됩니다.

● — 막걸리팩

막걸리 아래 가라앉은 것에 밀가루, 꿀 넣고 팩을 하면 유기산이 풍부해서
좋습니다. 해본 사람만이 압니다.

머리
열 받으면 탈모

비싼 샴푸도 막지 못한 탈모

나이 겨우 40을 넘겼는데 갑자기 머리털이 한 움큼씩 빠져 울상이 된 최선생.

"피부과에 가니까 외제 샴푸를 권하더라고요. 3개월 동안 매일 감았는데 효과가 없었어요. 다음엔 발모제를 또 서너 달 발랐는데 안 돼요. 그래서 대학병원으로 갔어요. 거기서 머리털을 한 올 뽑아 보더니 지루성이라고 가려우면 먹으라고 알약을 주대요. 매일 한 알씩 먹었는데 계속 더 빠져서 이렇게 됐어요."

손으로 만져보니 아기처럼 가늘고 힘이 없다. 숱이 없다 보니 머리카

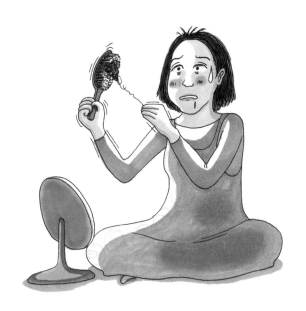

락을 엷게 펴서 두피를 가리고 핀을 꽂고 있었다.

"언제부터 머리가 빠지기 시작했지요? 그때 혹시 심한 스트레스 받은 것은 없고요?"

"원래 신경이 예민하고 잠을 잘 못자요. 만날 피로하고 손발이 화끈 거리기도 하고요. 요즘은 얼굴이 확 달아오르고 땀도 나요. 불안해서 미치겠어요. 여자 대머리도 있나요?"

"안드로겐이라는 남성호르몬의 영향을 받으니까 남자가 더 많지요. 초초하고 불안해하거나 스트레스 받으면 머리에 더 해로워요. 지금부터 마음을 편히 가지고 다시 시작하죠. 왜 애기 낳고도 엄마들 머리가 다 빠졌다가 다시 나잖아요. 긴머리는 중력 때문에 더 잘빠지니까 우선 단발로 잘랐다가 좋아지면 다시 기르면 돼요."

최선생은 저혈압에 수시로 편두통과 어지럼증이 있고 모낭에 혈액공급과 산소가 부족하였다. 두피에 영양이 모자라니 발모제를 발라서 솜털이 나다가도 유지가 안 되고 다시 빠진다. 비싼 샴푸를 쓰면 뭘 하나. 두피 혈액순환이 잘되어야지 겉에서 바르기만 해서는 별 무소용.

머리털이 빠지는 이유

하루에 빠지는 머리털은 100개 정도. 두피의 털주머니엔 모근이 들어 있어 수년 동안 활동을 한 후 휴지기에 들어가 발모작용을 쉰다. 중년에 들어서면 조업을 중단하고 공장문을 닫는 모낭이 자꾸 늘어나니 머리숱이 적어지고 드디어는 대머리가 되기 시작한다. 부모님의 중년 사진을 보시라. 내 얼굴이 보인다.

여자들은 아기를 낳고 무섭게 빠진다. 몸에도 버거운 임신 출산의 고단함과 혈액공급 부족, 호르몬의 영향 때문이라 빠질 만큼 빠지고 나면 반갑게도 다시 자라기 시작한다. 그때가 백일쯤이다.

나무는 뿌리에 수분이 부족하면 말라 죽는다. 지나치게

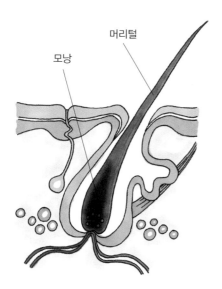

머리털

모낭

뿌리가 습해도 썩는다. 머리도 똑같다. 고열에 시달리거나 성장을 방해하는 환경이면 머리카락은 빠진다. 갑상선기능이 나빠져 호르몬 분비가 안 되거나 부신기능이상에 의한 내분비장애도 탈모의 원인이다. 직장 스트레스, 시험 염려증, 전학 스트레스, 왕따, 실연이나 이혼, 인간관계의 갈등, 사업실패 등 극심한 정서갈등을 겪으면 머리가 빠지거나 동그랗게 원형탈모증이 생기기도 한다.

개기름은 좋은 기름

털구멍은 모낭이라는 주머니, 피부 밑 진피층에 들어 있다. 여기에는 신경과 혈관이 분포되어 있어 영양을 공급한다. 털뿌리인 모근에서는 소의 뿔이나 염소의 발굽과 같은 단백질을 원료로 털세포를 만들어낸다. 털은 분명 살아 있는 세포이나 피부 밖으로 나오면 각질화가 일어나 딱딱해진다. 알고 보면 털은 아주 가늘고 보드라운 뿔.

모낭에서 분비되는 피지 기름은 머리카락에 자르르 윤기를 주고 방수코팅을 해주는 천연 영양로션. 피지선이 없다면 얼굴은 기름 안 바른 날김 같을 것이고 머리카락은 갈라져서 부서질 것이다.

아무리 화장품이 좋아도 내 몸에서 생산하는 맞춤기름만은 못한 것. 냄새난다는 편견을 버리고 기름이 좌르르 돌게 좀 내버려두는 것이 모발에는 좋다. 돈 주고 사는 샴푸만 우대하고, 제 몸 기름에는 개기름이라니? 언다 대고 버럭!

머리털 건강 비법

모근이 튼튼하려면 첫째, 건강이 우선 좋아야 하고 두피의 혈액순환이 왕성해야 한다. 두피로 가는 혈관은 심장에서 나와 목을 통과하는 외

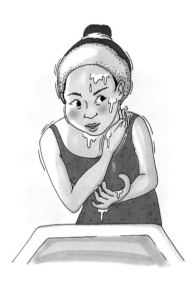

경동맥. 세수할 때 수시로 마사지를 해 주자. 브래지어 쇠심은 혈액순환을 방해하니 꼭 빼시라. 목 근육, 어깨가 긴장하면 피가 머리로 잘 못 올라간다.

둘째, 머리는 열 받지 않고 서늘하게 해야 한다. 머리털이 열을 받으면 빠진다. 가짜열을 만들어내는 커피, 담배, 설탕 든 음료수, 매운탕 같은 너무 매운 음식들은 절제 품목.

머리 감을 때마다 한 움큼씩 빠져요

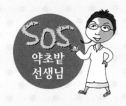

● ─ 털의 재료가 되는 단백질. 생선전, 골뱅이, 달걀 흰자, 뱅어포, 새우껍질 등이 좋습니다.

● ─ 싹이 나는 씨앗들이 좋은데 발아현미, 무싹, 녹두나물, 콩나물, 죽순, 달래, 취나물, 돌나물, 총각무, 파 등을 복잡하게 요리하는 대신 슬쩍 데치기만 해서 드셔도 괜찮아요.

● ─ 수기水氣가 왕성한 검은색 씨는 열을 식혀줍니다. 검은깨, 검은콩은 기본, 미역도 최고!

● ─ 샴푸로 기름기 너무 빼면 머리카락 가늘어집니다. 하루는 샴푸, 다음날은 맹물로 따뜻하게 감아주기를 강추.

● ─ 두피 마사지와 브러시. 습관 들이면 개기름 걱정 뚝. 피지선이 자율적으로 조절되며 풍성한 머릿결을 가꿀 수 있습니다.

꽁초 앵벌이 소녀,
금연을 부탁해

흡연의 끝장을 보다

성모병원 응급실. 육교에서 구르신 엄마가 119를 타고 입원하셨다. 감기가 안 나아서 입원 중이던 삼촌과 오누이 병원 상봉. 이게 서막. 1년 뒤 크리스마스 전날, 폐암으로 8개월 투병하시던 삼촌이 돌아가셨다. 병환 중인 엄마께는 삼촌의 투병도, 병세도 알려드리지 못했다. 그럼에도 동기감응인지 엄마는 곡기를 끊으셨다. 발인 날 엄마도 중환자실 입원.

삼촌은 영화 「엔딩노트」처럼 연명치료를 거부하고 일반병실에서 가족과 함께 충분히 시간을 보내셨다. 호흡이 힘들어지자 스스로 호스를 뽑으셨다. 가족의 애통함은 말도 못하지만 행복한 분. 다만 금연만 하셨다면 수를 누리셨을 텐데…….

　같은 병실에는 30대의 젊은 폐암 환자가 재발되어 누워 있었다. 시골서 올라오신 나이 든 부모님이 한숨 쉬며 간병을 하고 계셨다.

엄마, 담배 끊으면 안 돼?

순악질 여사라 불리는 애연가. 손 크고 화통한 성격답게 뭐든지 척척. 딸의 생일파티를 집에서 열어줬다. 거실에선 초대받은 아이들이 파티하다 말고 갑자기 티격태격 말싸움하는 소리. 이윽고 오늘의 주인공인 딸을 공격하는 남자애의 목소리.

　"너네 엄마는 담배 핀다며?" 주방에서 요리를 만들던 순악질 여사는 뜨끔했다. 딸이 뭐라 답할지 조마조마하게 기다리는데, 역시 모전여전.

　"그럼, 너네 엄마는 담배도 못 피우니?" 전혀 예상치 못한 반격을 던진 초딩 딸. 부모들끼리 누구네 엄마는 담배 피운다고 쑤군댔고 이를 치명적 약점일 거라 공격을 했는데 승복은커녕 졸지에 담배도 못 피우는 무능력 엄마를 둔 자식이 돼버린 남학생. 푸하하.

　아이들이 가고 난 뒤 순악질 여사는 딸에게 자초지종을 듣고 말 잘했다고 칭찬을 했겠다. 조용히 듣던 딸 눈 딱 깔고 "엄마, 진짜 담배 끊으면 안 돼?" 하고 방문을 탁 닫았다.

　흡연 여성들 참 많다. 딱 끊으면 좋겠다. 하지만 피우려면 숨지 말고 당당하면 좋겠다. 시집식구, 남편 몰래, 다니는 교회 목사, 애들 담임이 알까 봐 벌벌. 그건 아니다. 딸이 담배 피우다 걸려 담임한테 전화를 받은 후배. "저도 피우는데예. 샘도 지금 피우시지예?" 전화기로 연기를 내뿜는 담임의 호흡소리가 들렸던 거. 꾼들은 서로 안다.

"그때 담배가 정말 맛있었다. 정말 피우고 싶었다. 어디를 가던 담배를 피우기 위한 장소부터 찾았다. 담배를 피워야 안정이 됐다"고 김혜자 선생님은 방송에서 회고했다. 따님의 기도 덕에 금연에 성공하셨다니 대단한 일. 박수 짝짝!

꽁초 앵벌이 소녀

나는 어려서 담배꽁초를 모았던 소녀. 아버지가 피우시다 버린 것 중에

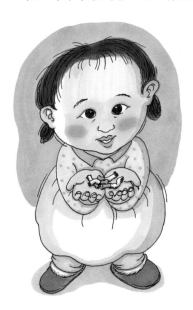

서 좀 긴 장초를 모았다가 외할머니 오시면 드렸던 손녀딸. 딸집에 오면 사위 눈치 보는 장모. "자네 담배 한 개비 줘봐" 한마디 못하고 꽁초만 찾아 피우시기에 내 딴에는 잘해드린다고 한 짓. 아예 새 담배를 슬쩍 했으면 좋으련만 으이구, 미련 곰탱.

경희대 한의학과를 다니던 시절, 일주일 동안 '금연학교'를 개근하고 수료증을 땄다. '한의사가 되면 환자들이

담배 끊는 것을 도와줘야지'라는 의욕에 불탔다. 강의 중에 담배 한 개비에서 나온 니코틴을 살아 있는 쥐에 주사하자, 눈앞에서 바로 죽어버리던 광경이 안 잊힌다. 담배 한 개비가 쥐에게는 치사량이니 몸집이 큰 인간이라도 오래 많이 피운다면 무사할 리 없다.

이 얘기를 들은 서명숙 제주올레이사장은 "언니는 어쩜 그런 생각을 했데. 공익인간으로서 싹수가 진즉부터 텄구나아~." 실은 인격이 아니라 학교에서 배운 끔찍한 사실들 덕분이었다.

처절한 폐의 노래

혹독한 본과 1학년, 해부학은 온갖 형태의 시험으로 학생들을 긴장시킨다. 공포의 '땡' 시험. 슬라이드에 각종 인체 표본을 두고 현미경을 몇 초만 보고 무슨 조직인지 알아맞혀야 한다. 매년 거의 빠지지 않는 문제가 바로 폐의 먼지세포(dust cell).

폐 속에는 포도송이 같은 얇은 막의 허파 꽈리(폐포)가 5억 개 정도 있다. 여기서 직접 산소와 이산화탄소가 교환되는데, 펼치면 면적이 테니스장 넓이만 하다. 보통 1분에 15회 숨 쉬는데, 하루 2만 번 호흡에 공기량은 약 1만ℓ로 자그마치 드럼통 50개 분량. 사람은 밥과 물보다 공기를 제일 가슴 부르게 마시고 산다.

담배를 피우면 끈끈한 타르가 폐세포 속에 까만 점처럼 박히게 되는데, 이를 먼지세포라 부른다. 하루에 한 갑씩 피우면, 석탄가루 같은 타르 진이 일 년에 1컵이나 쌓인다. 연분홍 고운 폐는 거무튀튀 잿빛으로 변하고 딱딱하게 굳어 폐포가 공기 교환능력을 잃는다.

목을 간질이는 가래는 기관지 점막의 진물, 염증이 되면 누렇게 변한다. '카악' 하고 뱉는 누런 가래, 이건 균과의 전투 시체 고름. 니코틴은 혈관을 수축시키기 때문에 협심증, 중풍의 위험을 높이는 것은 기본. 담배는 폐암, 천식, 만성폐색성질환, 기관지염, 심장질환의 주범으로 꼽히고, 연루된 질병도 100가지가 넘는단다.

생기와 욕망을 지켜줘

담배는 몸에서 생기를 빼앗고 염색체를 손상시킨다. 피부가 윤기를 잃고 칙칙해지며 잔주름이 늘고 상처나 화상, 심지어 비듬이나 무좀까지도 잘 낫지 않게 만든다. 흡연자는 상처 재생능력이 떨어져 수술 때에도 지장을 받는다.

산소와 결합해야 할 핏속의 헤모글로빈을 이산화탄소에게 뺏겨버리니 온몸에 산소 배달사고가 일어난다. 이산화탄소의 결합능력이 산소보다 무려 200배나 높기 때문이다. 연탄가스에 만성중독된 것과 같은 상태여서 머리가 개운하지 못하고 두통이 발생한다. 특히 뇌에 나쁜 영향을 주어 기억력이 떨어지고 건망증에 치매도 걱정된다.

임신한 여성의 경우, 아기에게 산소가 충분히 공급되지 못하니 태아의 두뇌 발달은 물론 저체중에 조산할 염려까지 생기는 것이다. 담배

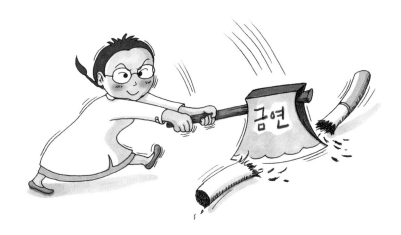

피우던 여자들이 임신과 함께 겪는 마음고생과 불안은 말도 못한다.

여성 흡연은 성생활도 별로다. 골반 내의 혈액 흐름에 지장을 주어 질 분비액이 부족해지며 성적 흥분도 약해지고 욕망 자체가 줄어든다. 또한 조기폐경까지 오니 노화가 빨리 진행된다. 몸에 밴 냄새, 집안에 찌든 냄새, 중화시킨다고 방향제 향수 칙칙, 더 골치 아프더라.

남성 흡연자도 정액 생산량과 정자 수가 줄어들고, 올챙이 같은 정자들의 운동능력이 떨어진다. 개들도 담배 연기에 비몽사몽 취하는 것은 아닌지. 당연히 성기로 가는 혈액량도 줄어들고 혈관벽에 니코틴이 침착해 혈관이 막히기 때문에 충분히 발기가 이루어지지 않아 '각'이 안 서니 저절로 고개 숙인 남자가 된다. 임전 태세를 갖출 때는 용맹함을 보여야 하느니, 금연으로 기백과 기쁨을 되찾으면 어찌 좋지 않으랴.

니코틴 대신 뇌를 즐겁게 해주기

니코틴은 초강력 중독물질. 담배 한 개비를 피우면 니코틴은 몇 초만에 뇌에 도달한다. 혈중농도가 떨어지면 미친 듯 불안하고 초조해 안달복달하게 된다. 따라서 금연의 가장 중요한 점은 혈액 속의 니코틴 농도를 낮추는 일. 니코틴 대신 뇌를 더 만족시킬 자기만의 '기쁨 프로그램'으로 덮어씌우기! 물을 충분히 마셔주고 무, 과일 씹기로 입의 욕구를 풀어준다. 혀 운동은 뇌의 긴장을 푸는 해소법 중 으뜸이다. 무 아삭, 껌 질겅!

담배, 어떻게 끊어야 할까요?

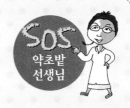

● — 니코틴산을 중화시켜 줄 수 있는 건포도를 꼭꼭 씹어 먹고 입을 헹굽니다. 생과일이나 무, 당근, 고구마 등의 채소를 아삭아삭 씹어 입의 욕구를 채워주세요.

● — 녹차, 보리차, 생수를 많이 마셔 수분으로 혈중 니코틴 농도를 낮추세요. 인스턴트 음료, 청량음료, 아이스크림, 초콜릿, 사탕 등 간식은 갈증만 더 생기게 하고 혈액을 탁하게 만들며 체중만 늘린다. 물병과 씹을 걸 갖고 다니길.

● — 가래를 삭혀주고 기관지 점막을 회복시켜 주는 도라지, 우엉, 더덕, 은행, 살구, 배 등을 많이 드세요. 특히 도라지와 우엉은 껍질째 생강과 함께 차로 달여 마시면 좋습니다.

● — 달리기나 빨리 걷기, 등산 등 운동으로 깊은 호흡을 토해내서 폐 아래쪽에 고인 묵은 공기를 빼내 순환시켜 주세요.

● — 한의원에서는 '금연침'을 시술합니다. 귀의 폐점, 뇌점, 내분비점 등에 침을 붙여 금연 욕구를 조절합니다.

4부

동병상련, 아픔도 나누면 힘이 된다

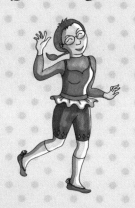

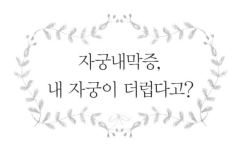

자궁내막증,
내 자궁이 더럽다고?

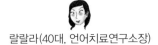

랄랄라(40대, 언어치료연구소장)

외면하고 싶었던 몸속의 혹

처절하게 아프고 힘든 시절은 지나갔다. 담담하게 그때를 되돌아볼 수 있는 건 그만큼 건강해졌기 때문이리라. 몸의 이상을 알게 된 것은 십여 년전 28살 때였다. 결혼 1년차, 남편과 부부관계를 하면 통증이 있고 자주배가 아팠다. 그러던 어느 날 갑자기 하혈을 했다.

시어머니가 다니던 산부인과에 갔다. 의사는 검사 후 대수롭지 않게 여겼고 약 처방도 없었다. 그냥 쉬면 멈춘다고 했는데 하혈은 쉬이 멈추지 않았다. 남편과 나는 미덥지 못해 근처 대학병원에 갔는데 왼쪽 난소에 4cm 정도 되는 혹이 있다는 것이다. 하지만 이번에도 의사는 병에 대해 자세한 설명도 어떠한 처방도 내려주지 않았다. 그저 자랄 수도 있고 사라질 수도 있다는 말뿐.

분명 내 몸에는 혹이 있다는데 병명도 제대로 알지 못한 채 그냥 살아야만 했다. 가난했던 신혼시절, 적극적인 치료는 엄두도 못 냈다. 동갑내기 대학원생 남편의 수입은 적었고, 내가 장애인복지관 특수교사로 일하며 생활을 꾸려가는 형편이었다. 치료하려면 할 수도 있었는데 좀 더 솔직히 말하자면 난소의 혹을 정면으로 직시하는 게 두려웠다. 그래서 피했고, 없는 것처럼 의식하지 않으려 했다. 하지만 몸속에 무언가 정체불명의 혹이 있다는 것을 어떻게 잊어버리겠는가.

혹은 더 커지고 결국 수술

몸속의 혹을 적극적으로 들여다보겠다고 결심한 것은 다섯 해가 지난 32살 때였다. 이제 아이를 갖고 싶었고 몸이 어떻게 되었는지 알아보고 싶어졌다. 건강한 아이를 낳을 수 있는지 점검해보고 싶었다. 남편이 석사학위를 따고 직장생활을 시작한 지 2년쯤이라 경제적으로도 조금 여유가 생겼다.

여전히 두려운 마음을 안고 한 종합병원을 찾아갔다. 지금도 문진표에 체크하던 게 또렷이 기억난다. 5년 전에 4cm의 혹이 왼쪽에 있었고 그 혹이 암일지도 모른다는 것에 v표를 했다. 나이가 많아 보이지 않던 여의사는 초음파검사 후에 내 혹은 직경 6.5cm로 자라 있고 자궁은 더럽다고 했다.

　단순 혹이 아니라 자궁내막종이라고 했다. 혹이 여기저기 덕지덕지 자라고 있는데 왼쪽 난소에 있는 내막종이 증식하여 제일 크게 자랐다는 것. 수술을 해야만 한단다. 아이를 갖고 싶다고 하니까 아이 갖기 힘들지 모르지만 내막종 수술 후 약물치료를 하고 불임클리닉에서 치료를 받으란다. 여의사는 한마디 더 덧붙였다. 자기는 내막종이 자궁암보다 더 골치 아픈 병이라고 생각한다, 폐경이 될 때까지 언제든 재발될 수 있는 골치 아픈 병이 자궁내막종이라고.

　그때 몹시 두려웠던 것은 불임이 될 수도 있다는 말이었다. 사실 남편하고 나는 결혼 전 아이가 생겼었다. 당시 둘 다 학생이라 수술을 결심했고 아이를 보낸 적이 있었다. 지키지 못한 임신 때문에 늘 죄책감에 시달렸는데 하늘이 내게 큰벌을 내린 것만 같았다.

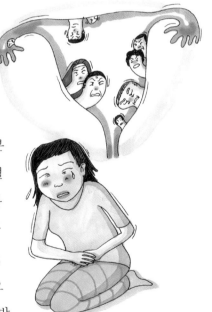

　병을 받아들일 새도 없이 수술 날짜가 잡혔다. 심신이 다 너덜너덜해진 기분이었다. 모두가 원망스러웠다. 처음 하혈했을 때 대수롭지 않게 말하던 산부인과 의사, 초음파검사 후 혹이 있는데도 적극적으로 치료해주지 않던 대학병원 의사, 임신 사실을 알고 시부모를 만나러 갔으나 시부모의 냉대로 임신중절을 할 수밖에 없었던 상황, 빨리 취직하지 않고 대학원을 선택한 남편, 늘 힘들게 일만 해서 내 얘기를 들을 겨를도 없던 친정엄마. 모두가 미웠다. 외로웠고 슬펐다. 그나마 그동안 정체를 알 수 없던 혹이 무엇인지 알게 된 것은 다행이라고 할까.

아프고 난 후에 깨닫게 된 것

내 병명을 진단한 의사에게 수술을 받지 못했다. 불임이 될 수 있다는 말에 시아버지는 강남에 있는 유명 불임클리닉에 가서 꼭 수술을 해야 한다 하셨다. 강서 쪽에 살고 일터는 부평이었는데 강남이라니. 멀어도 너무 멀었다. 수술 후 후속 치료받기가 너무 힘든 곳이었다. 지금 생각하면 천불이 올라온다. 좀 더 편안한 곳에서 몸 치료에 전념하라는 게 아니라 생기지도 않은 손주부터 걱정하며 나를 아이나 낳는 기계로 취급하시다니.

나는 시아버지의 소원대로 강남에 있는 병원에서 2002년 3월에 수술을 받았다. 단순한 복강경 수술이라더니 내막종이 너무 크고 지저분해서 개복수술로 이어졌다. 2시간 수술 예정이던 것이 6시간으로 연장됐다. 남편이 곁에 있기를 바랐다. 하지만 남편은 간단한 수술이지 않냐며, 직장생활을 시작한 지 얼마 안 돼 눈치 보여서 회사를 빠질 수 없다고 했다. 수술실로 들어가는 기분은 처참했다. 마취에서 깨어날 때 나는 제일 먼저 남편의 이름을 불렀다. 하지만 그는 없었다.

수술 후 일주일 뒤 퇴원을 하고 한 달간 집에서 쉬었다. 나는 완전히 버려진 아이였다. 5분 거리에 아픈 며느리가 누워 있는데 어떻게 따뜻한 밥 한 그릇 가져다주시지 않았을까. 화장실을 가려고 일어서면 빙글빙글 돌았다. 엄마가 고아다 준 소꼬리 국물을 살리고 입에 꾸역꾸역 넣었다. 남편이 출근하면 퇴근하기만 기다렸다. 하지만 늘 늦었다. 배고프다 하면 치킨을 시켜주는 게 전부였다.

한 달 후 복직을 했다. 식은땀이 나고 걸을 때마다 양쪽 발뒤꿈치가 디딜 수 없게 아팠다. 뒤꿈치부터 종아리까지 뻣뻣해져서 한걸음 떼는 것조차 고역이었다. 그 와중에 원장 수녀님은 병가 한 달 동안 하지 못한 수업을 다 보충하라 하셨다. 주에 30타임 이상 수업도 벅찬데 거기에 120타임을 더 하라니. 멀쩡한 사람도 힘든 일을 어떻게 아픈 사람에게 이러실 수 있을까. 분노가 부글부글 머리끝까지 차올라 사표를 던졌다.

나는 살기 위해 뛰쳐나와야만 했다. 만신창이가 된 내게 원장 수녀님은 말했다. 희생정신이 부족하다고. 이런 젠장! 내가 죽게 생겼는데 무슨 놈의 개뼈다귀 같은 소리람. 온몸의 에너지가 방전이 되고 나서 나는 아주 단순한 사실을 깨달았다. 내가 있고 남이 있다!

몸 공부 마음 공부

사표를 던지고 한동안 집에서 지냈다. 무더운 여름 날씨에 더 기력이 떨어져 방바닥을 기어 다녔다. 그러다 TV에서 꽁지머리를 한 자그마한 여자가 여성의 몸에 대한 강의를 하고 있는 것을 보았다. 본능적으로 저 여자를 만나야 한다는 생각이 들었다. 메모지에 한의사의 이름을 적었다. 그리고 셋째 언니한테 전화를 했다.

"언니, 나 꼭 만나고 싶은 의사가 있어. 나 좀 데려나 줘. 너무 아파. 저 의사를 만나야 살 것 같아."

"누군데? 이유명호? 이름만 알아? 그래 어떻게든 찾아보자."

그렇게 해서 언니 손에 의지하고 드디어 샘을 만나게 되었다. 아주 좋았다. 그냥 좋았다. 안심이 되었다. 생기지도 않은 애기 걱정일랑 집어치우란다. 언니에게 꼭 읽게 하라며 책 이름을 적어주었다. 『여성의 몸 여성의 지혜』였다. 글씨도 정말 징그럽게 못 쓰더만.

침을 맞는데 온몸에서 향기로운 기운이 감돌던 느낌이 아직도 생생하다. 열 번은 침 맞으러 더 와야 한단다. 나가려는데 3일 뒤에 한약이 도착하면 와인 잔에 담아 공주처럼 우아하게 마시라고 했다. 왈칵 눈물이 났다. 그렇게 나는 서른둘! 몸도 병도 모르고 살다가 몸과 마음 공부를 하게 되었고, 행복하게 사는 비법도 배우게 되었다.

이후 내 삶은 정말로 드라마틱하게 바뀌었다. 연구소를 차렸고 잘 운영하고 있다. 사랑스러운 아들을 낳았다. 시댁에 할 말은 하는 며느리가 되었고, 남편에게 매달리지 않는 건강한 아내가 되었다. 여전히 여러 가지 문제가 삶을 흔들어 놓는다. 그러나 이제 넘어지지 않는다. 아니 넘어진다. 그런데 털고 일어나는 힘이 생겼다.

몸의 통증에 귀 기울이는 민감함이 생겼고, 그 통증을 휴식을 취하라는 소리로 해석할 수 있을 만큼 지혜로워졌다. 30대 지친 영혼이 마흔을 넘겼다. 몸은 더 오래되었지만 그때보다 훨씬 튼튼해졌다. 나는 행복하다.

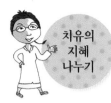

치유의
지혜
나누기

병을 아는 것이 치료의 시작

출산도 아니고 혹 때문에 개복수술을 받고 아파서 온 환자가 자꾸 딴소리만 늘어놓는다. 아직 생기지도 않은 애타령을 하며 줄줄 우는 울보라니. 자궁내막종은 재발이 잘되기 때문에 수술 후에 여성호르몬이 안나오게 하는 3개월 주사를 맞고 왔다. 주사를 맞으면 월경이 끊어지고 화끈화끈 열이 나고 식은땀에 뼈가 쑤시게 된다. '가폐경 유도'라고 일시적으로 폐경기가 오는 것.

자기가 무슨 수술을 받았는지, 왜 주사 맞았는지도 모른다. 배란과 월경이 안 되게 해놓은 까닭도 당근 깜깜. 밤마다 깨서 땀으로 몸이 젖고 열이 나고 허리가 아프고 발뒤꿈치가 아파 딛지를 못 한다. 출산이나 유산으로 자궁질환을 앓는 여성들이 발뒤꿈치 아픈 것은 양방에선 무관하다 여기지만 한방에선 임상적으로 많이 나타난다. 족저근막염과는 확실히 다르다.

얼굴은 어혈색으로 새까만데 또록또록 총명한 눈빛. 참았던 말문이 터지자 폭포수처럼 잘도 쏟아낸다. 하고 싶은 말을 다 들어주었다. 부모에게 손 안 벌리고 공부까지 해가며 독립한 젊은 부부 참 대견스러웠다. 시집의 관심은 며느리 건강보다 집안의 대를 잇는 것. 자기 몸보다 시아버지의 기대에 못 미칠까 걱정하고 쫄아 있었다.

"애기 낳으려고 연애하고 결혼했어요? 시집에 손주 낳아서 바치려고?

몸이 아우성치는데 있지도 않은 애기타령? 나부터 살고 봐야 하는 게 자신에 대한 예의 아닌가요?"

이건 나의 단골 멘트다. 여자들이 멀쩡한 직장 팽개치고 임신에만 매달려 끙끙 않는 거 숱하게 봐왔다. 영화 「씨받이」를 아직도 찍어대니 울화통은 나도 터진다. 출산계획은 두 사람이 충분히 상의하고 결정할 일. 언제 애기 소식 들려줄 거냐, 일가친척들은 만나기만 하면 한마디 씩 간섭에 염장질 심하다.

나를 존중하듯 남도 존중해야 한다. 엄밀히 따지면 며느리는 자식 아닌 남. 딸처럼 편히 생각하는 건 그분들 맘이지만 친정과 시집, 입장 바꾸면 다 같은 처지. 자식들끼리 효도경쟁에 리모컨 눌러 오라가라, 무릎 꿇고 일장 훈시에 며느리는 늘 혼나는 말단 신세. 강해져야 한다.

월경통이 심하면 자궁내막증 의심

보통 월경통보다 심하게 통증이 오고 골반통과 성교통이 있으면 의심해봐야 하는 병이 자궁내막증이다. 자궁에 있어야 할 내막이 어떤 연유로 난소 근처 골반 안에 여기저기 흩어져 있다. 월경혈 역류와 전파, 수술 후 전파도 있는 복잡한 질환이다. 대부분 무증상으로 지나다가 월경 시작 무렵 심한 통증으로 병원을 찾았다 알게 된다.

출혈과 무배란 복통이 수반되거나 배가 찢어지게 혹은 밑이 빠지게 아팠다고 호소한다. 내막이 흔히 난소에 엉겨 자궁내막종을 만들어

수 센티미터씩 자란다. 수술로 제거해도 월경이 계속되는 한 재발률이
높다.

재발되기 전에 할 일은? 아기 갖는 일. 임신을 하면 월경을 안 하고
쉬게 되니 억지로 폐경시키는 것보다 낫고, 출산 후 젖까지 충분히 먹
이면 자궁이 쉬면서 내막증이 진정된다.

랄랄라님은 머릿속에 '더럽다'와 '불임 될 수 있다'가 꽂혀 있기 때문
에 불안과 분노, 죄책감, 후회 등 심적 고통도 컸다. 오욕五慾칠정七情의
감정교란은 신경계를 자극하여 염증이 심해지고 통증이 악화된다.

내막종 사진을 보여주고 더러운 그 무엇이 아니라고 설명해줬다. 몸
을 이해하고 긍정하는 것이 치료의 시작. 혹을 잘
라내도 다시 만들어내는 몸의 에너지
는 그대로다. 몸을 바꾸는 것이 답. 어
떻게? 마음과 음식과 생활습관을
바꾸면 몸이 건강하게 변화한다.

울먹이던 환자가 설명에 오링테
스트, 식이요법 리포트를 받아 문을
나서면서 뒤돌아보고 쌩긋 웃기까지
했다. 그 모습 또렷하다.

그 후로 가끔씩 부정출혈과 유
착, 작은 난소낭종에 관절통, 요
통, 좌골신경통, 두통, 구토 등 여러
증상들이 나타났지만 잘 대처해서

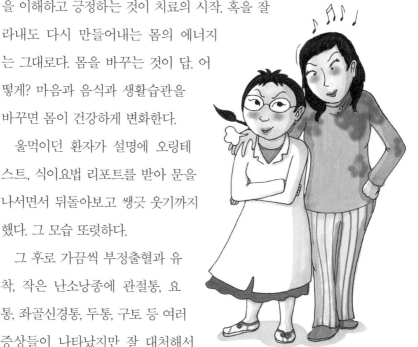

이겨냈다. 아기도 무사히 낳았다. 수도꼭지 새듯 줄줄 울던 친구가 요즘은 안 운다. 지금은 연구소에서 장애아 엄마들의 멘토 노릇에 인생상담까지 척척 박사다. 인물 났다.

대신 좀 까분다. 나한테 이유명호, 저 조그만 여자, 이러면서 개긴다. 어깨에 척하니 팔을 두르고 내려다본다. 다 컸다. 지금은 언제 그랬냐 싶게 뽀얀 피부로 산다. 누가 뭐라든 넘어지면 일어나고 남도 거들어 세워준다. 부모와 아내 사이에서 어정쩡하던 남편도 의젓한 독립 가장이 되었다. 멋진 세 식구!

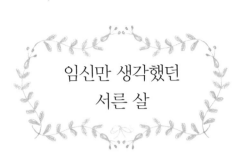

임신만 생각했던
서른 살

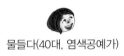

물들다(40대, 염색공예가)

그저 생리통인줄 알았는데

저는 30대 직장인으로 25살부터 프로그래머 일을 했어요. 전산, IT 일이 워낙 밤을 새는 일도 많은 데다, 습도와 온도를 사람이 아닌 기계에 맞춰야 하고, 수많은 장비가 설치되어 있는 기계실에서 작업을 해야 하니 업무 환경이 썩 좋은 편은 아닙니다.

초경은 좀 늦게 중2때 시작했어요. 첫 생리부터 한 번도 빠짐없이 28일 간격으로 생리를 하긴 했지만 생리통이 심했습니다. 다달이 점점 심해지더니 고등학교 때부터는 첫날과 둘째 날에는 진통제를 먹고도 하루 종일 책상에 엎드려 있었답니다. 손발이 차가워서 고3쯤엔 몸을 덥히는 한약을 먹기도 했지만 생리통은 줄지 않았어요. 양도 많은 편이라서 일주일을 꼬박 했습니다.

하지만 "여자는 그런 거야, 생리통은 심한 사람이 많아"라는 부모님 밑에서 병원 한 번 가볼 생각을 안 했답니다. 직장생활 2년차쯤 되었을 때 대형생리대가 2시간 만에 가득 차 넘칠 정도로 생리양이 많아졌어요. 지나고 생각해보니 그때가 아마 근종이 생기거나, 커지거나 했던 시점인 것 같아요.

생리통이 심해도 진통제를 먹고 일을 했고, 출장 가서 아파 밤을 꼴딱 새면서도 근무는 계속했답니다. 참 미련하지요? 허리 디스크까지 생겨 CT도 찍고 물리치료도 받고 했지만 생리통에 대해서는 아무런 조치 없이 지냈어요. 그러다 28살 때 우연히 복부초음파를 하게 되었답니다. 그때 자궁에 근종이 있다는 소리를 듣고 너무 놀랐지요.

근종 그리고 갑작스런 유산

저는 당장 모 대학병원에 진료를 갔어요. 병원에서는 제가 성경험이 없는 미혼이라는 이유로 항문으로 초음파를 하더군요. 물론 병원에서는 최악의 경우를 얘기하는 거지만 혹이 난소에 있을지도 모른다면서 겁을 주었어요. 난소에 있다면 암인 것이지요. 겁이 난 저는 거금 60만 원을 주며 MRI까지 찍었습니다. 검사 결과는 '크기 3cm짜리 근종이 하나 있다'였습니다.

진단을 듣는 순간 남자친구와 헤어져야겠다는 생각을 했어요. 근종이 있으면 아이를 가질 수 없겠다, 아이를 가질 수 없다면 당연히 결혼도 못한다 여긴 거죠. 전형적인 경상도 여자였던 거예요. 어떻게 그런 고루한 생각을 했는지……. 산부인과에서는 아이를 가지는 것과 상관없다더군요.

29살에 결혼해서 30살이 되어 아이를 가져볼까 했어요. 하지만 아이가 금방 생기지 않았어요. 근종 때문인가 싶어 근종에 대해 이리저리 알아보다 강남의 한 한의원이 용하다는 얘기를 듣고 찾아갔지요. 거기서는 이미 조제가 다 된 한약을 큰 병에 담아주며 이것만 먹으면 혹이 없어진다고 했어요. 그 약을 거금 들여 사와서 세 번 정도 먹었어요. 약 성분이 뭔지도 모르고, 제 혹을 작게 해줄지 더 키울지도 모르는데 뭘 믿고 그랬을까요. 약은 효용이 없었습니다.

저는 그 사이 유산을 한 번 했답니다. 임신이 되었다는 기쁨도 잠시, 6주차에 피가 보였습니다. 결국 아기집이 안 커진다며 계류유산 진단을 받고 소파수술을 했습니다. 수술 후 깨어나서 정말 대성통곡을 했지요. 눈치가 보여서 일주일 만에 회사에 복귀했습니다. 20일 후쯤 갑자기 출혈이 시작되었는데 무려 20일간 검은 피가 났습니다.

머릿속은 오로지 임신, 임신, 임신

나름 커리어우먼으로 회사에서도 인정받고 있었지만 회사를 그만두기로 했습니다. 유산 후 여름에도 춥고 뼈가 시렸습니다. 한 달에 20일을 일하고 그중 14일을 야간작업을 했던 직장생활이 원인이라 여겨졌지요. 유산 후에는 9시 출근, 6시 퇴근해도 제 몸은 엄청 까라지고 졸렸답니다. 회사에서는 출퇴근 시간을 조정해주겠다고 했지만 같은 팀 동료가 밤을 새는데 저 혼자 편할 순 없었어요. 그만두는 달까지 밤샘 작업으로 일을 마무리하고 인수인계를 한 후 드디어 쉬게 되었어요.

영어학원도 다니고 헬스장도 다니고 수영도 하고 퀼트도 했답니다. 회사 다니는 동안 못해본 거 편하게 다 해보겠다고 했지만 머릿속은 임신만 생각하고 있었어요. 강남에 용하다는 한의원에서 침도 맞고 뜸도 떴습니다. 임신 테스트기에 임신 표시가 보였지만 6주 정도에 생리를 하는 유산이 두 차례 있었어요. 그때는 한 달이 이렇게 나눠졌어요. 가임기간과 생리기간!

한 달이 이렇게 지나가니 남편과의 부부관계는 의무가 되었고, 임신 스트레스로 흥미를 잃어갔습니다. 지금 생각해보면 무척 아까운 시간입니다. 제 인생을 위해 투자한 것도 아니고, 미래를 위한 생활도 아니었고, 아이 낳기 전 자유도 마음껏 즐기지 못했으니까요.

시댁에서는 스트레스 안 준다 하시면서도 절에 데려가 불공을 드리게 했어요. 전 성당에서 유아세례를 받았는데도 말이죠. 남의 돌집에 가 있는 저에게 "니가 그럴 때냐?"라는 말씀도 하셨어요.

한의원에 데려가서 진료실에 무작정 들어오시기도 하고 한약도 일방적으로 지어 오셔 먹으라고 하셨지요. 너무 힘들어 짐 싸서 집을 나가기도 했습니다.

임신보다 몸부터 살리자

제 나이 31살이 되던 여름, 서점에서 하루 종일 근종에 대한 책을 읽다 이유명호 선생님의 책을 읽게 되었습니다. 다른 책들은 '이거 하면 근종이 없어진다, 임신이 된다 믿어봐라'였는데, 선생님 책만은 달랐습니다.

그 책을 들고 당장 선생님을 찾아갔습니다. 그때가 2005년이었습니다. 선생님은 저를 보시자마자 "지금 임신이 문제냐? 자기가 피를 철철 흘리고 있는데 이제 서른이니 앞으로 어떻게 살 건지 생각해봐라. 꼭 아이는 있어야겠냐?" 등 그동안 제가 다녔던 어떤 한의원에서도 들을 수 없는 말을 하셨습니다.

불임치료로 유명한 어떤 병원에서는 혹에 대해서는 설명도 없이 6개월간 임신 시도를 해보고 안 되면 시험관 시술을 하자 하고, 어떤 한의원에서는 약 먹고 임신 시도하자는 말만 했어요. 선생님만 유일하게 제 몸과 마음을 먼저 봐주셨지요. 저는 비로소 사방이 막혀 있던 벽에 유리창 하나 뚫어진 느낌이었습니다.

7개월 정도 생리에 맞춰 한 달에 약 한 제를 먹고 일주일에 2~3일씩 침을 맞고 뜸을 떴습니다. 선생님은 그 사이에 피임을 하라 했고요. 자궁의 힘을 키우고 몸에 기운을 살리는 치료를 먼저 시작했습니다.

선생님은 치료해주시면서 저에 대해서도 많이 고민을 해주셨어요. 회사를 다시 다닐 생각은 없냐, 임신만 생각하고 있음 힘드니 다른 걸 해봐라 등 여러 말씀을 해주셨지요. 인생 선배로서 제가 감당해야 할 미래가 선생님께 보였나 봐요. 하지만 전 그때 임신에 꽂혀서 32살 한 해만 더 해보고 안 되면 이혼하고 자유롭게 살고 싶었어요. 그래서 그런 말씀을 한 귀로 듣고 한 귀로 흘렸죠.

어려운 임신 그리고 더 힘든 임신 유지

2006년 4월 초, 선생님이 이제 나이가 32살이니 임신 시도를 하자셨어요. 시기를 놓치면 더 어렵다고요. 그래서 피임을 중단했더니 바로 아이가 생겼답니다. 임신 테스트기를 몇 번씩 확인하며 울었습니다.

하지만 예후가 좋지 않았어요. 그전 임신 때처럼 38도 고열이 2, 3일씩 계속되었습니다. 그러다가 또 출혈이 되었어요. 습관성유산 검사를 했던 대학병원에 갔더니 바로 입원시키고 호르몬제를 주입했어요. 다행히 피는 멎었고 맺혀 있던 피가 없어질 때까지 입원해서 안정을 취하고 계속 호르몬제를 먹었습니다. 착상을 도와주는 인공 호르몬제 같은 것이었습니다. 또 제가 자가면역에 문제가 있다 하여 몇십만 원짜리 면역물질 주사를 세 번 맞기도 했습니다.

12주 안정기까지 왔지만 그 후로도 고난의 연속이었어요. 20주에 진통이 와서 5일간 분만실에서 속옷도 벗고 분만준비자세로 분만 억제제를 맞으며 버텼고, 23주에는 자궁경부가 짧아져 자궁이 열린다고 맥도날드라는 자궁경부 묶는 수술도 했어요. 지나고 보니 무척 위험한 일이었어요.

멀리 있는 양가에는 괜찮다고 하고 남편과 둘이서 이 힘든 과정을 견뎠습니다. 남편은 회사와 병원을 오가며 한 달 넘게 지낸 적도 있었지요. 저도 힘들었지만 가사일도 서툴고, 아내 병간호와 회사생활을 같이 하는 남편도 얼마나 힘들었겠어요. 우린 그렇게 기다리던 임신이었지만 좋은 말 한마디 나누지 못한 채 불안과 눈물 속에서 지냈어요.

그때 계란말이가 그렇게 먹고 싶었습니다. 집에서도 수시로 배가 땡겨 누워만 지내니 먹을 게 없고, 해주는 사람이 있는 것도 아니니 그저 눈물만 나왔습니다. 임신 8개월에 몸무게가 임신 전과 똑같았답니다. 임신 9개월 때 친정엄마가 일을 그만두고 올라오셨습니다. 그때서야 몸이 불었고, 36주 정도부터 바깥나들이도 할 수 있게 되었습니다. 동네 슈퍼를 가는 일이 그렇게 즐거운 일인지, 내 손으로 밥을 해먹는 게 얼마나 행복한지 그때 알았어요.

예민하고 늦된 아이, 나 때문일까?

임신 기간 동안 마지막 달만 불안한 마음을 접고 지냈네요. 저는 41주에 아이를 낳았습니다. 그 아이가 이제 7살이에요. 약하고 예민하고 이유식도 잘 안 먹어 아이가 10개월쯤 되었을 때 임신 전보다 더 살이 빠졌어요.

어렵게 낳은 아이라 그런지 저는 자다가도 아이가 숨쉬나 들어보기도 하고 안절부절 못하며 키웠어요. 엄마 뱃속에 있을 때 힘들어서 그런 건가 싶어 눈물도 많이 흘렸고요. 그래도 임신 때보다는 편했어요.

딸이 기질적으로 예민한 아이기도 했지만 엄마도 느긋하지 못했지요. 아이는 성장도 좀 늦었어요. 전 그게 아이 탓이 아니란 걸 아는데도 잔소리도 많이 했어요. 제가 해줄 수 있는, 할 수 있는 최고의 방법은 그저 아이를 있는 그대로 사랑하는 것이라는 걸 깨닫기 시작한 지 얼마 안 되었답니다.

이제는 웃어보려고요

저는 제 상태를 스스로 '외상후 스트레스'라고 부른답니다. 임신 기간이 너무 힘들었고, 그렇게 태어난 아이가 약한 걸 보고 안타까웠습니다. 아이도 얼마나 힘들었을까요?

이제는 아이와 웃으며 지내보려고 노력 중입니다. 참는 게 아니라 진정 웃어보려고요. 2014년엔 대전 근교의 시골 마을에서 새로운 생활이 펼쳐져요. 초등학교에 가야 하는데 천천히 보낼까, 대안학교를 보낼까 고민 끝에 학원 없는 동네 가서 살기로 결론을 내렸습니다.

임신과 유산으로 한의원을 찾는 많은 사람들에게 꼭 해주고 싶은 말이 있습니다.

"아이를 가진다고 전부 해결되는 건 아니에요. 내가 똑바로 서야 가정도 아이도 똑바로 섭니다. 인생은 기니 단기간에 해결을 보려 하지 마세요. 그리고 먼저 아이를 꼭 가져야 하는지 진지하게 고민해보세요. 아이는 포기하지 않으면 언젠가는 생기는 것 같습니다. 하지만 그 이후 아이와 행복할 준비를 얼마나 하느냐가 더 중요합니다."

전 딸이랑 즐겁게 많이 웃으며 지내다 사춘기가 오면 산부인과부터 가볼 거예요. 엄마를 닮았지 싶어 딸 아이 자궁에 말을 많이 걸어주려고요.

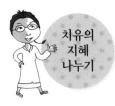

임신하려면 자궁 회복부터

'물들다'님의 자궁 증상은 종합선물세트였다. 자궁내막증으로 어려서부터 극심한 월경통을 겪었고, 자궁근종으로 월경 때마다 복통에 꼬리뼈까지 아팠다. 대학병원에서 겹쳐 찍은 MRI에는 근종이 한 개였는데 여기저기 다니며 4년 후 한의원에 나타났을 때는 크기도 더 자랐고 개수도 여러 개! 습관성 유산에 허리 디스크도 생겨 다리까지 땅기고 잦은 출혈에 심신이 지쳐 있었다. 참고로 혹 크기는 초음파로 재면 된다. MRI는 꼭 수술 받아야 할 시기에 수술 받을 병원에서 찍어야 돈 아낀다. 다른 데 가면 또 찍어야 하니까.

아기 낳으려 결혼하는 것도 아닌데 직장까지 때려치우고 자기 몸을 마루타처럼 다루고 있었다. 물론 그러다 임신에 성공해서 잘사는 사람도 있다. 하지만 무리한 임신 시도로 난소만 병들고 몸은 지치고 결혼 생활이 파탄 나는 경우도 많이 보았다. 내 몸은 애 낳는 도구가 아니다. 기계도 아니라 문제가 되는 곳만 딱 고칠 수 있는 것도 아니다. 내 몸부터 보살피고 치료해야 한다. 그럼 건강해진 자궁에 아기가 싹을 틔워 기적을 만들어 세상에 온다.

아기는 한 달 뒤에 나오는 작품이 아니다. 임신은 열 고개도 더 넘어야 한다. 배란이 잘돼야지, 정자가 나팔관에 잘 도달해야지, 나팔관에서 수정 잘돼야지, 일주일 걸려 자궁에 내려와 착상 잘돼야지. 그러고도 280일간 무럭무럭 자라서 무사히 출산을 끝내야 작품이 세상에 나오는 것!

아기보다 자신의 몸부터 살려야 해!!

만일 아기에만 집착해서 임신부터 서두른다면 실패는 불 보듯 한 상황. 자궁부터 진정시키고 회복시키는 게 급선무였다. 확실히 피임부터 하면서 몸을 다스려야 했다. 무엇 때문에 아기를 갖고 싶은지, 남들도 다 낳으니까 있어야 하는 건지, 시집에서 원해서 갖으려는 건지 마음 공부 시간도 필요했다. '물들다'는 울고 깨치면서 견디고

이겨내서 출산했다.

진작 알았으면 달걀말이 둘둘 말아서 해줄 수도 있었을 텐데. 참을성 많고 깍듯해서 남에게 부탁도 잘 못하는 성격이다. 듣자 하니 시어머니는 불공을 드리고, 부적을 쓰는 데 돈 많이 쓰셨다는데, 아이고 그 돈 조용히 며느리에게나 주시지……

아이는 잘 크고 있어요

딸내미는 정말 아무 문제가 아니다. 1살의 성공은 혼자 일어서기. 2살의 성공은 기저귀 떼기. 약삭빠르게 눈치만 빤한 아이가 아니라 순수하게 행복한 아이로 잘 크고 있다. 혼자 밥도 잘 먹고 잘 뛰어놀고 있지 않은가. 차차 한글도 깨치고 구구단도 외울 것이다.

자연 속의 작은 마을로 이사를 가는 세 식구에게 선물할 책이 있다. 달걀농부 김계수의 『나는 달걀 배달하는 농부』라는 책이다. 염색물 들이는 엄마 곁에서 딸은 닭모이를 주고. 모두의 로망 아닌가.

물들다, 조심성 많고 사려 깊은 그대는 남에게 폐도 좀 끼치고 달걀말이도 부탁해라. 부디 신세도 좀 지고 활짝 많이 웃길 부탁해.

책 다 쓰고 나면 역마살이 뻗친 나. 제대로 전국유람에 나설 것이다.

벌써부터 어미 닭이 알을 낳느라 끙끙 애쓰는 걸 보며 모녀가 안쓰러워하며 감격할 모습이 상상된다. 나의 김칫국이 좀 심했나.

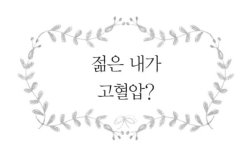

쏘쿨(40대, 화장품 · 비누 공예가)

채워지지 않는 마음을 식탐으로

나는 부모님 말 잘 듣는 착한 아이였다. 특별하지도 않고 그냥 보통인 아이. 뭔가 하고 싶은 게 있어도 정확히 말도 못하고, 엄마가 "이거 해"라고 하면 따르는 아이였다. 엄마아빠는 자주 싸웠다. 그때마다 집 나가겠다는 엄마 다리를 붙잡고 안 된다고 울던 기억은 아직도 생생하다. 아마 엄마가 나가면 무서운 아빠랑 어찌 살아야 하나 생각한 것 같다. 그래서 엄마에게 예쁨 받기 위해 손 많이 안 가는 아이, 사고 안 치는 아이가 되려고 무던히 노력하며 자랐다.

학교를 졸업하고 들어간 회사는 내 맘에 쏙 들었다. 일하는 것도 좋고,

회사 사람들이 어리다고 예쁘다고 해주니 회사에 있으면 그냥 좋았다. 어쩌면 사랑받고 있다고 생각했나 보다. 입에 단내 나게 일을 하고 퇴근 후 마시던 맥주가 얼마나 맛있던지. 운동도 했지만 먹는 것이 많으니 살은 빠지지 않고 계속 불어갔다. 그래도 좋다고 야근하고 늦게 끝나도 열심히 마셔댔다. 월급을 받아 조금씩 적금으로 모아 가끔씩 여행가는 것도 너무 좋았다. 그렇게 10년을 다녔다.

그 와중에 회사에서 받은 건강검진에서 혈압이 높다고 나왔다. 그다지 신경 쓰지 않았다. 그냥 체중만 조금 줄이면 되겠지 했다. 그런데 다음 해 검진에서 심각한 이야기를 들었다. 이대로 가면 평생 혈압약을 먹으며 살아야 한다는 것이다. 아직 젊은데 혈압약이라니…….

처음 만난 이유명호 선생님은 엄마 같았다. 선생님은 이것저것 물어보면서 뭐가 잘못되었는지 차근차근 설명해주셨다. 왜 혈압약을 먹어야 하는지 그리고 어떻게 관리해야 하는지. 어깨를 토닥토닥해 주시면서 잘하고 있다고 말씀해주셨다. 진료가 아니라 위로 받고 있다는 느낌이 들었다.

아직도 생각만 하면 가슴이 뭉클한 기억이 있다. 겨울이었는데 혈압을 재자고 하시더니 청진기가 차갑다고 한동안 손에 꼭 쥐고 계셨다. 그리고 청진기가 차갑다고 너무 놀라지 말라고 씨익 웃으셨다. 그 웃음에 불안함이 달래졌다.

첫 유산 후 애 못 낳는 죄인이 되다

마음이 안정되고 몸도 좋아졌다 느꼈을 때, 결혼을 하게 되었다. 그러면 차가운 엄마한테 벗어날 수 있을 거라고 생각했다. 엄마에게 느끼지 못한 정을 시모에게 바랐다. 내가 열심히 잘하면 시모와는 엄마와 딸처럼 잘살수 있을 거라 믿었다. 시모뿐 아니라 시이모님들한테도 잘했고, 멀리 떨어져 있어도 옆집마냥 잘도 다녔다. 하지만 현실은 내 마음 같지 않았다.

시모는 암행어사처럼 들이닥쳐야 평소 집을 치워놓는다고 수시로 깜짝 방문을 하셨다. 아들 집이 내 집이라고 시모가 사람들을 데리고 왔을 때도 최선을 다해 먹이고 재웠지만 흠만 잡으려 하셨다. 시모의 전화 한 통이면 어디든 날려가야 했다. 첫 아이가 유산되었을 때 남편에게 전화를 했다. 시모는 시댁 일 보러 간 남편에게 전화했다고 생각이 있네 없네 야단을 치셨다. 나는 말 한마디도 못했다.

첫 유산 이후 나는 오랫동안 임신이 되지 않았다. 밤새 일해도 아이 없는 죄인이라고 시모가 가슴에 대못을 박았다. 이모들이 한마디씩 하는데 그게 큰 눈덩이로 돌아왔다. 다 내 잘못이라고 "나 죽었소" 했다. 내 가슴에 피가 흘러도 몰랐다.

눈물만 그렁그렁해서 울면서 일만 했다. 친정 부모님도 그냥 조용히 지내라고 하셨다. 스트레스를 온몸으로 받고 살다 보니 자궁근종이 생기고 몸이 부었다. 그래도 나는 외면하고 그냥 살았다.

새벽에 갑자기 쓰러지다

오랜 시간이 흘러 나에게도 귀한 아이가 생겼다. 그런데 시모에게 그렇게 기다리던 아이가 드디어 생겼다고 임신 소식을 전하니 올해 가진 아이는 사주가 안 좋단다. 작년에 생겼어야 했다고 혀를 차셨다.

아이만 낳으면 더 이상 걱정은 없을 것 같았다. 하지만 여전한 시집살이의 설움으로 한 번씩 가슴에 무언가가 욱하고 치받아 올랐다. 그러던 중 아빠가 중환자실에 입원하시더니 엄마까지 갑자기 돌아가셨다. 어느 날 갑자기 죽음이 나에게도 올지 모른다는 불안감이 덮쳤다. 내가 죽으면 아이는 어떻게 하지. 멍하게 눈물이 그냥 흘렀다. 엄마가 없을 때 아이가 겪게 될 상황들을 상상하면서 많이 울었다.

그러던 어느 날, 갑자기 새벽에 쓰러졌다. 겨우 정신을 차린 후에 어떻게 해야 할지 몰라 허둥둥지둥할 때 제일 먼저 떠오르는 사람이 선생님이었다. 선생님은 차분하게 별일 아니라고 우선 병원에 가고 다시 전화하라 하셨다. 다행히 빨리 조치를 받아 뇌졸중을 막을 수 있었다.

나를 가장 사랑하는 건 나 자신이야

그동안 무심했던 내 몸에 따뜻한 말을 걸어주기로 했다. 나를 더 나쁘게 만드는 건 바로 나라고 생각하면서 하나씩 습관을 바꿔보고 있다. 운동도 열심히 하고 동네 뒷산에도 오른다. 그리고 뒷산 정상에 올라 정말 잘하고 있다고 나에게 말을 건넨다. 나에게 상처 주는 말에는 눈 한 번 꾹 감고 "너나 잘하세요"라고 되뇌인다. 혈압약을 먹고 있지만 반씩이라도 줄일 수 있다고 격려한다. 아이가 힘들 때 안겨 쉴 수 있는 엄마가 되기 위해 노력하자고 다짐한다.

"눈은 앞에 있다고. 뒤 보지 말고 앞만 보고 살면 된다."

수첩 앞에 이 말을 써놓고 하루 한 번씩 읽는다. 생각이 가득 차올라 숨이 막히기 전에 머리를 흔들어 생각을 털어낸다. 욱하고 올라오는 화를 삭이며 잘살아가기 위해 노력할 것이다. 아무도 나에게 말하지 않았던 "잘하고 있다고, 마음을 바꿔야 한다고, 긍정적으로 생각해"라는 말을 내가 해주며 마음을 다잡는다.

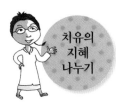

치유의
지혜
나누기

습관성 화내기, 회로를 끊어라

쏘쿨님은 기억하지 못할 거다. 진료를 와서 내게 건넨 첫 선물이 빵이었단 걸. 처음 보는 뭉툭한 빵을 내밀며 이 빵 이름이 '스콘'인데 얼마나 맛있는 줄 아냐고 했다. 쏘쿨은 냉랭하고 무서운 부모님에게 못 받은 사랑을 채우려 식탐에 빠졌고 달콤한 것으로 자신을 위로해왔다.

비만으로 다낭성 난포증에 호르몬 균형이 깨져 자주 검은 출혈이 있었다. 유산 이후 아기를 기다리는 오랫동안 시모로부터 받은 냉대와 수모. 친정과 시가에서 쏘쿨은 콩쥐였다.

면누비 한 마로 딸 옷을 아래위 한 벌 뚝딱 만들어내고, 향초, 비누에 화장품까지 뭐든지 손으로 다 만드는 쏘쿨은 아티스트다. 문제는 몸의 말을 듣지 않고 무시하는 것. 쿨하고 싶으면서도 '습관적 화내기 회로'에 갇혀 있다.

애교 많고 싹싹한 얼굴은 울그락불그락 벌개지고 솟구치는 분노로 가슴은 벌떡거렸다. 죄 없는 신랑을 들볶아대 놓고 자기는 울었다. 오랜 세월 방치한 과체중과 울화병에 운동부족으로 몸속 혈관에 노폐물이 끼고 막혀갔다. 좋지 않은 생활습관으로 고혈압이 10년 이상 누적된 결과 드디어 신호가 왔다.

살짝 '병맛'을 보여주는 전조증상이 2주쯤 계속되었다. 드디어 진격의 뇌경색은 시작되었다. 그때 쓰러졌다. 혈압은 200을 넘었고 맥박은 95, 왼쪽 팔다리가 마비되고 지탱이 안 돼 설 수가 없었다. 응급실을 거쳐 사진 찍고 입원을 며칠 한 후 나에게 왔다. 혈전이 완전히 막히지는 않은 약한 중풍이었다. 놀라서 후들후들 떨었다.

엄마는 쓰러질 수 없다

만약 체중이 더 늘었다면, 짜게 먹었다면, 튀김과 고기를 달고 살았다면, 화를 불같이 더 냈다면……. 방치와 학대와 필연이 겹쳐 쏘쿨은 자기 예언대로 뒷목 잡고 쓰러져 땅 파고 묻혔을 것이다. 그러나 쏘쿨은 기회를 잡았다. 살았다. 엄마와 아내 노릇을 계속할 수 있다.

나도 안다. 아버지가 47세에 심장마비로 객사하신 후 얼마나 죽음을 두려워하며 살았던가. 두 아이를 낳고 40살에 유언장을 썼던 나. 엄마 죽으면 누구에게 조언을 듣고 책을 많이 읽어야 한다고 쓰다가 눈물 콧물 펑펑 흘렸었다.

50살에 콩알만한 임파선 혹이 허벅지에 만져졌을 때 염증도 없고 아프지도 않으니 오히려 더 수상한 암일 거라고 유언장을 갱신했다. 또 울었다. 훗날 추억삼아 얘기하니 모 언니는 지랄도 풍년이라고 욕을 했다.

송아지, 망아지 같은 동물 새끼보다 유난히 허약하게 태어난 인간의 아기들. 제힘으로 살려면 20년은 키워야 한다. 엄마는 그 정도는 살아줘야 한다. 쓰러지면 안 된다.

병을 계戒로 삼은 재탄생 프로젝트

병을 계로 삼아 경계하고 삼가고 조심해야 한다. 우리는 5대 치료 목표를 정했다. 뭐든지 다하는 환골탈태 프로젝트!

❶ 혈압약을 먹되 30년 이상 먹으려면 약이 덜 필요한 몸으로 바꾸
자.
❷ 혈관 속 기름때를 깨끗하게 청소시켜 쭉쭉 통하게 하자.
❸ 혈관을 팽팽하게 긴장시키는 교감신경을 달래주고 부교감신경은
활성화시키자.
❹ 체중을 줄여서 심장의 부담을 덜어주고 간의 지방을 태워버리자.
❺ 식사는 반식半食으로 줄이고 운동은 두 배로 늘리자.

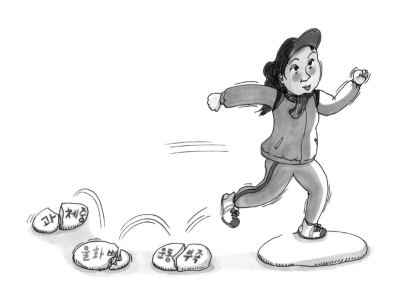

끄떡끄떡 토닥토닥. 협의 끝. 천왕보심단 투척으로 심장의 불길부터 잡았다. 쓰디쓴 고苦미로 심화를 내리도록 혀로 녹여 씹어 먹게 했다. 한 달이 지나 혈압과 맥박은 안정을 되찾았다. 석 달 뒤 신경과 약의 용량은 절반으로 줄였다. 반년 뒤 머리를 조이는 느낌도 사라졌다.

그동안 현미밥으로 바꾸고 산더미처럼 고봉밥을 담던 습관을 고쳤다. 매일 남편 직장과 아이 유치원 보낸 후 동네 뒷산을 꾸준히 올라 다녔다. 허리는 2인치가 줄었고 심장을 압박하던 가슴과 겨드랑이 살이 빠졌다. 활화산 같던 붉은 얼굴과 치솟던 화가 줄었다.

시어머니도 말씀은 안 하시지만 며느리가 아픈 게 안쓰러우셨나 보다. 참기름, 들기름, 쥐눈이콩을 왕창 보내셨다. 나한테까지 나눠준 고소한 선물. 식물성 기름은 오히려 나쁜 기름을 녹여준다. 참깨, 들깨는 유전자 변형도 안 한다. 그래서 많이 먹을수록 건강해진다.

아직도 신랑에게 화풀이하냐고 슬쩍 물어본다. 아니 아니 그러진 않아요. 이쁘게 웃는다. 소원대로 so cool~

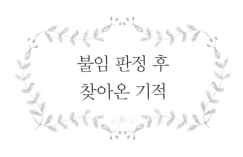

불임 판정 후
찾아온 기적

사랑행복만땅(40대, 전 건축현장소장)

난임도 아닌 불임?

결혼을 하면 당연히 엄마가 되는 줄 알았습니다. 하지만 현실은 그렇지 않더군요. 자연임신은 안 됐고 배란촉진제를 먹고, 월경을 터트리는 주사 맞기를 여러 번 반복하였습니다. 그 후 여러 번의 과배란 인공수정을 했지만 모두 실패. 그러다 자연임신으로 쌍둥이가 찾아왔습니다. 정말 하늘의 축복만 같았습니다. 하지만 기쁨을 누릴 새도 없이 아기들은 내 품을 떠나 하늘나라로 떠났습니다. 그리고 나에겐 난임이 아닌 불임이라는 딱지를 남겼습니다.

우여곡절 끝에 자궁은 지킬 수 있었지만 난소기능 불능. 자궁은 있어도 쓸모가 없다는 것이었습니다. 원망스럽고 또 절망스럽고 너무나도 두려웠습니다. 누가 뭐라 하는 것도 아닌데 스스로를 철창에 가뒀습니다. 사람들이 위로라고 건네는 그 말! 들리지 않았습니다. 걱정해주는 말들은 대못이 되어 내 심장을 후벼 파는 듯했습니다. 극심한 스트레스로 무월경이 왔습니다.

내 몸의 소리에 귀 기울였다면

내가 믿는 신께 왜 나만 고통을 주냐고 원망도 하고 울기도 했습니다. 그런데 물음에 대한 답은 바로 자신한테 있다는 걸 알게 됐습니다. 입원 중 신랑이 건네준 책 한 권, 『나의 살던 고향은 꽃피는 자궁』. 심심한데 읽어나 보자며 이 책을 읽다가 가슴을 치며 울었습니다. 원망하면서 물었던 것에 대한 답은 바로 "내 자신이 살면서 내 몸을 사랑하지 않은 죄!" 바로 이게 정답이었습니다. 누구의 탓도 아닌 바로 내 탓.

몰랐습니다. 내가 자궁을 혹사하고 있었다는 것을. 몸은 나한테 아프다고 신호를 보내고 있었는데, 힘들다고 외치고 있었는데 그저 나이만 믿고 사랑해주지 못했습니다. 그 누구도 미리 내 몸을 돌봐주라고 말해주지 않았으니까요.

20대 때 음주가무를 즐겼습니다. 유산도 했습니다. 그로 인해 생리를 몇 년씩 안 해도 젊으니깐 괜찮다고 생각했습니다. 130kg까지 살이 쪄도 나중에 결혼 전에 쫙 빼면 된다고 개의치 않았습니다. 처음엔 몰라서, 나중엔 알려지는 게 두려워서 잘못된 행동들을 그저 숨기고만 살았습니다.

세상에 절대 안 되는 건 없어

이제 바보 같은 과거는 지나갔습니다. 앞으로 다가올 시간이 많은데 과거에 매여 미래까지 어둡게 지내고 싶지는 않았습니다. 다시 용기를 내서 잘할 수 있는 걸 찾기로 했습니다. 내 몸이 좋아지고 즐길 수 있는 걸 시작했죠. 그러자 감사한 일들이 보였습니다. 긍정의 힘을 믿기로 했습니다. 어둡고 칙칙하던 제 얼굴은 조금씩 웃는 얼굴이 되어갔습니다.

"힘들었을 텐데 긍정의 힘을 믿고 밝게 사는 네가 참 기특하다. 그건 나도 너한테 배울 점이다. 예뻐, 노력하는 마음이 예뻐"라고 해주시던 이유명호 선생님. 그 말 한마디가 저를 춤추게 했습니다.

"망가지면 고치면 되는 거다. 기름칠이 필요하면 기름을 뿌려주면 되는 거고. 세상에 절대적으로 안 되는 것도 되는 것도 없다. 단정 짓지 말고 믿고 따라하면 건강하게 살 수 있다"고 하셨던 선생님. 지금에야 이렇게 말하지만 그때 해준 말씀이 한줄기 빛과도 같았습니다. 그 어떤 약보다도 제겐 힘이 되었습니다.

기적 같은 임신

불어난 몸을 정상으로 돌리기 위해 체중조절을 하면서 무심했던 자궁에 관심을 갖기 시작했습니다. 드디어 약에 의존하지 않고 월경을 시작했을 때의 감동이란. 선생님은 몸이 정상으로 돌아오면 아기도 올 수 있다고 했지만 솔직히 믿지 않았습니다. 불임 판정을 받았던 자궁인데 가능할까 싶었습니다. 그런데 세상엔 정말 기적이 있었습니다.

없던 생리를 자연적으로 몇 번을 하더니 울 공주가 제 뱃속에 생명으로 와주었기 때문입니다. 불임 판정을 내렸던 대학병원 선생님이 "기적이 엄마!"라고 부르실 정도였습니다. 전 세상에서 가장 행복한 사람이 됐습니다.

늦지 않았다고 손을 꼭 잡아주시던 우리 이유쌤!! 이젠 부끄럽지 않게 말합니다. 나처럼 살면 엄마가 될 수 없다고, 건강한 사람으로 살 수 없으니 젊을 때부터 자신의 몸을 사랑하라고요. 나처럼 힘든 생활 끝에 뒤늦게 깨닫지 말고 미리미리 몸의 소리에 귀 기울여주세요.

몸이 아프면, 병만 들여다보지 말고 정말 몸이 원하는 게 무엇인지를 물어보라고요. 근본적인 원인을 찾아서 천천히 한걸음씩 고치고 보살피세요. 우리, 세상이 LTE라고 몸한테도 LTE로 달리라고 하지 맙시다!

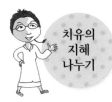

철저한 실천이 기적을 만든다

다낭성 난포증으로 아기씨를 만들지 못해 20대 때 6년씩이나 무월경이었던 '사랑행복만땅'. 소녀가장 노릇하느라 남자들만 우글거리는 사업장에서 거칠게 살아왔다. 아들노릇 해야 하고 남자처럼 굴어야 직원들 거느릴 수 있겠다 싶어 택한 생존전략.

월경을 안 하면 배란이 안 돼서 아기를 못 갖는다는 것도 생각하지 못한 채 여성성을 외면해왔다. 날마다 회식에 몸은 무섭게 붇고 월경은 주사를 맞아야 겨우 했다. 제힘으로 자연월경을 못하니 배란장애로 결혼 후에는 불임치료라는 힘든 과정을 겪어야 했다.

생식시스템은 뇌부터 난소, 자궁으로 이어진다. 배란유도제로 과배란 시켜 어렵게 쌍태아를 임신했으나 양수가 터져 잃었다. 전에 생겼던 유산 후유증과 염증으로 왼쪽 나팔관도 막혀 있었고 태반유착까지 생겨 자궁은 수난의 연속. 나팔관이 막히면 배란이 되어도 난자를 빨아들이지 못하니 임신기능은 절반으로 떨어진다. 게다가 무배란 무월경에 자궁도 호르몬의 원활한 순환을 못 받고 유착까지 생겨서 만신창이. 어렵게 얻은 쌍태아를 잃은 후 MTX 항암제를 맞았는데 아예 생식시스템이 기능을 멈추고 정지한 듯했다.

나는 믿는 게 있다. 어떤 아기든 엄마를 택해서 기적을 만들어 세상에 나온다는 것을. 생명이 만들어내는 기적이라고밖에 설명할 수 없는 그 힘과 의지를 믿는다.

자궁 수난을 딛고 자연임신

워낙 좋은 에너지를 많이 갖고 있는 그녀. 언제 월경해요? 언제 아기 가질 수 있어요? 묻지도 따지지도 않고 달관한 자세로 몸조리를 시작했다. 불능 판정을 받고 통한의 밤을 지내다 왔으니 오히려 마음 정리가 되었을까.

건강식단과 운동으로 애쓰는 것은 어떤 전문가도 따라올 수 없었다. 혼자만의 노하우로 50kg 감량에 성공한 후 몸은 건강해졌다. 멀리서 치료 받으러 다닌 지 1년. 뇌하수체, 난소, 자궁에 에너지 불어넣기는 계속되었다. 드디어 영영 끊어진 줄 알았던 월경을 제힘으로 했다. 몇 달 뒤에 자연임신.

그러나 되살아난 불안증. 내 자궁은 아이를 키워낼 수 없을 거라는 불신으로 괴로워했다. 말로 마음으로 에너지를 갉아먹으면 안 된다고 다짐하며 한 달 두 달, 고비의 서너 달을 보냈다. 어느 날 그녀가 애기만 한 수박통을 땀 뻘뻘 흘려가며 들고 왔다. 배부른 모습을 보여주고 싶었다나. 그건 환영인데 무거운 수박덩이는 왜 들고 온 거, 참!

임신하면 체중이 마구 늘어난다. 체질에 요요까지 겹치면 30kg 이상 증가할 수 있다. 임신중독증도 올 수 있으니 절식은 계속되었고 막달까지 겨우 14kg만 늘었다. 역아였으나 다행히 자리가 잘 잡혀서 '송

자단' 먹고 순산 짜잔!

드디어 멋진 꼬마가 세상에 태어났다. 이름도 지어줬다. 천지신명의 도우심이란 뜻으로 우祐. 눈에 넣어도 안 아픈 딸이자 잔소리하는 시누이에, 남편과 애정 싸움하는 젊은 애인 노릇까지 한다. 침 맞는 엄마 옆에서 손을 토닥이며 "엄마, 치료 잘 받아야 돼" 하는 36개월짜리 보호자.

아기들은 수만 년 인류의 지혜를 압축해서 갖고 태어나 압축 파일이 풀린다. 그렇지 않고서야 그 짧은 생 동안 벌써 철이 들겠는가. 기적과 축복은 매일 우리가 만들고 누린다.

(다이어트 비법은 약초밭 홈페이지에서 '사랑행복만땅'을 쳐보시라. 출산 후엔 바빠질 테니 지혜를 널리 공유하자 부탁했음. 아무리 맛있는 회식에도 밥 반 공기를 덜어놓고 먹는 철저한 실천가를 멘토 삼으시라.)

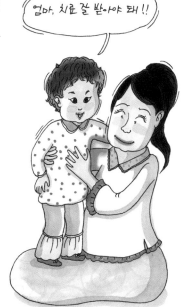

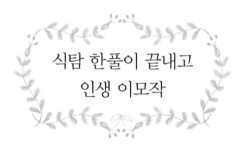

식탐 한풀이 끝내고
인생 이모작

은하수(30대, 아동놀이교사)

아버지의 입맛과 살찌는 엄마 체질을 닮은 나

한의원에 놀러갔다가 샘에게 붙들려서 얼떨결에 한 혈액검사. 엄청난 결과에 샘도 나도 충격. 간수치가 엄청나다. 이대로 가면 당뇨까지 터질 거다. 작년에는 위궤양과 용종이, 그전에는 심장통이, 그전에는 신장이었다. 다들 내가 고기랑 술 많이 먹어 생긴 줄 알지만 아니다. 고기라도 실컷 먹고 이런 얘기 들으면 억울하지나 않지. 유일하게 내 편 들어주시는 약초샘, 감사합니다.

약보따리 안고 집으로 돌아오며 별별 생각이 다 든다. 그러다 "그래, 여기까지 와준 것만 해도 감사하자. 한창 일해야 할 때, 돈 벌어야 할 때 아팠다면 가족들 굶겼겠지. 내가 쉬고 널널할 때, 돌봐줄 수 있을 때까지 기다려줘서 몸아 고마워!"라고 혼잣말을 한다.

내 병은 순전히 가공 탄수화물로 생긴 병! 아마 고기에 술까지 잘 먹었다면 지금보다 내 몸이 더 망가지고 대책이 없었을 것이다. 그래 고맙다, 지금까지 버텨줘서. 여기까지는 다큐멘터리 모드.

울 아부지 그렇게 먹는 거 밝히셨지만 신의 축복인지 호리호리 늘씬한 몸매셨다. 엄마는 입맛 무지막지하게 까다롭고 먹는 거 안 좋아하시는데 잘 붓고 살찌는 체질이다. 나는? 살 잘 찌는 엄마 체질에 군것질 사랑하시는 아버지 입맛을 닮았다. 최악의 유전자다.

바뀌지 않으면 죽을지도 몰라

예쁜 애들은 회식자리에서 블루스 추고 2차 가고 상사들에게 잘 보여 잘도 진급했다. 나는 죽어라 노력하고 성과를 내도 소용없었다. 날씬하고 예뻤으면 분명 플러스 요인이었을 거라 생각한다! 콤플렉스 극복용으로 남자 직원들과 더 격하게 어울리고 선머슴처럼 행동했다.

하지만 원래 나는 꽃무늬 좋아하고, 그림 감상이 취미고, 바느질하고 수놓는 걸 좋아하고, 발레나 클래식 듣는 정적인 인간이다. 나는 스스로 무수리가 되어버렸다. 철저하게 나를 감추고 위장하고 살았던 것이다.

마음이 만날 지옥이라 오늘 죽을까 내일 죽을까 했었다. 그러던 내가 분노를 내려놓고 있다. 마구잡이로 담아두었던 감정의 쓰레기통도 분리

수거해서 장쾌하게 버려보련다.

한의원에서 돌아와 가족들에게 사실을 말하고 협조를 구했다. 잠자리에 들면서 당장 먹지 말아야 할 음식들을 생각해본다. "흰떡 이제 안녕~ 튀김도 안녕~ 흰밥도 안녕~ 빵도 안녕~ 또 뭐가 있지? 아, 탕수육도 안녕." 하나하나 소리내어 안녕을 고했다.

"으이구, 그렇게 먹어대더니 사단을 내네. 너 앞으로 밥 한 공기에 된장국만 먹어. 너 이제 호시절 끝 쫑 땡이야." 엄니의 일침.

"엄마, 누나는 너무 고기를 안 먹어서 단백질 불량이니까 앞으로 돼지고기 다릿살로 수육해서 먹게 해야 해." 야식 멤버가 사라져서 아쉬운 남동생의 말.

어느새 엄마는 녹두랑 콩을 고르고 계신다. 앞으로 쌀과 섞어 지으신단다. 밥공기도 작은 거로 바꿨다. 나는 지독한 탄수화물 마니아. 삶의 끝 벼랑에 섰을 때 사람들은 확 비 뀐다는데 나도 그럴 수 있을까? 아직 자신이 없다. 그러나 진짜 바꿔야 한다. 안 그러면 내가 죽는다. 진짜 내가 죽는다.

해피엔딩을 기대하며

요즘 내 인생 34년 만에 처음으로 갈등 안 하고 마음 편하게 밥을 먹는다. 먹는 양은 현저히 줄어들었다. 거짓말 안 하고 한 수저라도 더 먹는 날은 소화가 안 되고 몸이 무거워 괴롭다. 이런 날은 "다시는 과식 안 하리라!!"

하루 종일 외친다.

식사량이 조절되기 시작하자 정말 놀라운 변화가 생겼다. 된장이 맛있어졌다. 그리고 그 싫어하던, 아니 먹기를 거부하던 생양파도 먹고 생오이를 씹어 먹는다. 햄, 소시지는 끊었고 햄버거는 언제 마지막으로 먹었는지 기억이 안 난다. 튀긴 닭도 한 달에 한 번으로 줄여가고 있다.

일 년에 몇 번 대충하던 월경인데 달력에 동그라미가 11개째! 지난 몇 년간 한 거보다 더 많이 한 거 아니나요? 이 모든 은공을 샘과 울 약초밭 식구들께 돌립니다요. 단 한 번도 자신을 신뢰하지 못했던 나에게 잘못했다고 사과했습니다. 이제 나를 믿어보렵니다. 은하수 일병 구하기 성공하고 있죠?

뭐 이렇게 해피엔딩이냐고? 아니다. 아직도 가끔은 눈물 찔끔 반성문을 쓴다. 야식의 유혹에 넘어가 체해서 자는 엄마 깨워 손을 따기도 한다. 이러고 있다. 하지만 더 이상 나는 혼자 괴로워하고 죄책감에 시달리지 않는다. 가족에게 언제든 힘들다고 말할 수 있다. 진짜 가족이 응원해주는 살풀이를 하고 있다. 이 끝이 해피엔딩이길 바란다.

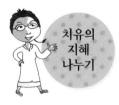

전국구종합병원 환자를 살린 십계명

아기마냥 목에 면수건을 두른 땡그란 젊은 처자가 천안에서 굴러왔다.

하루 열 시간 방진복 입고 눈만 내놓고 무거운 박스와 전자제품을 벨트에 올려놓고 검사한단다. 손톱, 발톱, 콧털 빼고 안 아픈 곳이 없다는 전국구종합병원 환자. 묻는 나도 기막히고 차트에 받아 적는 것도 벅차다.

뒷목 아프고, 고개 좌우돌리기도 힘들다. 짧은 시간에 후루룩 밥 먹으니 자주 체하고 얹혀 위염, 역류성식도염, 인후염을 달고 산다. 기계가 돌아갈 때는 화장실도 못 가니 방광염, 신우염도 걸려봤다. 당연히 생리는 건너뛰고 찔끔 비치기만 하는데 통증은 말로 못한다. 주야 교대 근무에 밤잠 깊이 못 들고 탈모가 심하다. 몸과 다리가 퉁퉁 부어 있고 복부는 가스가 가득 찼다. 잠꼬대도 심하고 이를 갈아서 턱도 아픈 지 10년. 똑바로 안 하냐고 갈굼 당해 스트레스 만빵.

차트는 그림지도가 돼버렸다. 인간은 포유류 중 가장 큰 뇌를 가져 대두다. 목뼈 위에 큰 머리를 얹고 턱으로 씹고 뜯고 말하느라 힘이 들

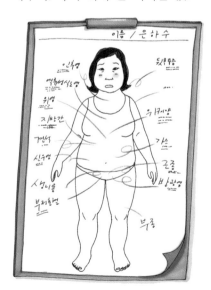

어간다. 머리부터 어깨 등판의 넓은 승모근과 근육들이 하루 받는 무게는 수톤! 그런데 6kg짜리 제품을 하루 종일 서서 300개씩 든다니 어깨, 팔, 손목, 발목은 어떻겠는가. 아픈 등판에 표시를 하고 부항, 침, 약침 세례는 물론 앞쪽은 소화를 돕는 침과 월경침에 전신 마사지까지 선물했다.

휴가를 낼 수 있을 때마다 부

지런히 찾아와서 살아온 내력에 성격까지 알게 되어 병력을 잘 이해하게 되었다. 아프고 막힌 것을 뚫고 풀어내는 것과는 별도로 식사 문제가 심각했다. 기숙사에서 오밤중에 떡을 해먹을 정도로 요리 재능이 있지만 탄수화물 중독은 심각했다. 나중에 고백하는데 아이스크림 가게의 vvip고객이었단다.

이해가 간다. 6살 때부터 밥을 해서 동생들을 먹이던 아이. 끼니를 해결하려 노심초사하며 살아왔다. 밥벌이 하려고 공고를 택한 소녀가장. 공장 기숙사에서 별보기 근무 10년. 고장 날 때가 된 것이다.

배고파 밥고파 하던 어린아이는 잊기를

턱 때문에 대학병원 보톡스 주사 80만원 들었으나 금세 꽝. 제품을 들 때 힘주며 이 악물게 돼서 그런 건데 어깨 치료가 병행되어야 했다. 밤마다 이를 가는 건 억압된 분노와 공격성 스트레스 아닐까 싶었다. 치료 3개월쯤 지나자 전에는 사과를 숟가락으로 파먹고 깍두기, 총각김치, 자그마하게 앞니로 베어 먹던 것이 나아졌다. 껌도 씹을 수 있게 되었다. 한참 안 하다 한 번 하면 홍수 같던 생리혈도 줄고, 월경주기도 어느 정도 자리 잡아 만족스럽다. 내 자랑을 하자면 은하수는 여기저기 의료비 천만 원 이상 털릴 걸 막아준 거다. 이제는 돈이 아니라 목숨을 구해야 될 때!

150cm가 조금 넘는 키에 표준보다 20~30kg이 넘는 체중이 부담을

주니 심장이 찢어질 듯 아프고 전중혈은 화병이 뭉쳐 있다. 내과, 비뇨기과, 산부인과를 두루 소개해서 심장, 간, 결석 등 골고루 검사시켰다. 젊은 나이에 이런 몸 되기도 어려운데. 지방간에 결석에 근종에 부정출혈에……. 그때마다 해결 대책을 세우고 같이 힘을 합해 무찔렀다. 이 정도면 산재처리나 퇴직 후 실업급여 받을 수 있으련만 진단서를 아무리 써줘도 번번이 회사가 퇴짜를 놓아 이제는 포기했다. 그 회사는 안 해주는 걸로 악명이 자자했다. 퉤퉤.

어느 날 침 맞으러 들른 걸 잡아 혈액채취부터 했다. 온갖 기계, 전기 설비에서 나무, 풀까지 이름을 줄줄 꿰고 있는 척척박사니까 제힘으로 오죽 잘살까 싶었는데 그게 아니었다. 심장마비가 먼저 올지 중풍이 앞설지 몸을 바꿔 리모델링을 해야 한다. '사랑행복만땅'과 만나게 해서 이 언니를 멘토로 삼으라고 재빨리 묶어주었다. 둘은 이산가족 상봉한 것처럼 2시간 동안 다이어트 수다를 떤다.

그날 이후 간만에 '은하수'를 봤는데 귀엽고 앙증맞다. 이 예쁜 얼굴을 넙데데하게 만들어 가지고 다니다니. 이젠 그러지 마. 마음속에 배고파 밥고파 쩔쩔 매던 아이는 잊어. 그동안 충분히 먹여줬으니 걸신 뚝! 엄마보다 나보다 오래 살아야지. 머릿속에 든 감정, 음식 프로그램도 바꿔보렴. 몸이 응답할 거야. 실패해도 한 만큼 이익이다. 후회로 머리 쥐어뜯지 말고 내일 또다시 시작하는 거야. 우연히 뽑은 피, 우연히 만난 멘토 언니. 고로 너는 필연적으로 살 운명!

지금부터 은하수를 살린 '밥 두 공기 세 공기 여자 토크'가 펼쳐집니다.

동병상련, 밥 두 공기 여자와 세 공기 여자가 만났을 때

평소 골골거리는 이 몸, 여름이 무섭다. 말로만 듣던 최고의 정신과 전문의 정혜신 샘의 강의도 들을 겸 침 맞으러 저녁에 오라는 샘의 분부에 얼씨구나 집을 나섰다. 침대에 누워 부항까지 떴는데 갑자기 "은하수야, 침맞고 잠깐 보자" 하신다.

"너 이분하고 얘기 좀 해봐. 50킬로그램 빼신 분이니 네 멘토로 삼아봐."

얼떨결에 나왔는데 대기실 소파에 얼굴에 좋을 호好를 가득 담은 여자분이 있다. 언젠가 샘이 말씀하신 130kg에서 50kg이나 감량하신 분. 쭈뼛쭈뼛 하고 있는데 그분이 먼저 말문을 여셨다.

"나는 체중이 120킬로그램을 넘어 130킬로그램까지 갔었어. 맞는 옷을 찾아 이태원을 뒤지는 게 일이었다니까."

제대로 나를 이해하고 공감해줄 수 있는 분을 만났다는 게 온몸으로 느껴졌다.

"살도 안 쪄본 것들아!! 니들이 고생하고 있는 내 맘을 알기나 하냐?! 다이어트가 얼마나 눈물 나는 일인지. 위로랍시고 던지는 한마디가 비수가 되는 걸 아냐고!"

건축 전공자인 언니는 아직도 현장에 갔던 첫날을 선명히 기억하신단다. 아침에 여자가 안경 끼고 재수 없게 어딜 들어오냐고 현장 인부들과 십장들이 고래고래 소릴 지르고 윽박지르더란다. 대부분의 여자들이라면 울었을 텐데 바로 미용실 가서 머리를 커트하고 렌즈 끼고 현장으로 출근

했다. 그리고 현장에서 대차게 나가셨단다. 이 대목 나 심히 공감한다. 왜? 나도 회사 다닐 때 남자 직원들과 멱살잡이 했으니까.

맞다 맞아, 도플갱어

멘토 형님이 살을 빼겠다고 결심한 결정적인 계기는 몸 반쪽에 마비가 오면서부터였다고 한다. 아침은 토마토 하나, 점심은 삶은 콩이나 볶은 콩을 가루내서 물에 타 마시고, 간식은 양배추에 오이만 먹었단다. 저녁도 검정 콩. 이렇게 4개월을 했는데 단 1kg도 안 빠졌다. 주변 사람들도 의사도 모두 이상하다고 했다. 원인은 다이어트에 대한 스트레스! 밥상을 보면 이건 몇 칼로리, 이건 운동장이 몇 바퀴, 착착 읊어지더란다. 맞아, 나도 저랬어. 그래서 먹는 것을 무서워했지.

결국 거식증까지 왔단다. 음식물이 들어오면 다 살로 갈까 봐 견딜 수가 없더란다. 그래서 손가락을 넣고 토해냈다. 내용물이 안 나오면 물을 2리터 정도 들이붓고 손가락을 넣고 토했다. 그때 생긴 흉터를 보여주셨다. 나도 그랬다. 물을 무진장 먹고 토해냈다. 내 손등에도 손가락을 목구멍까지 넣고 토할 때 생긴 흉터가 남아 있다. 어쩜 이분 나랑 똑같다.

계속되는 다이어트 스트레스와 집안에서 아들 같은 딸 노릇이며 가장 역할을 해야 하는 스트레스까지. 결국 그분은 세상을 그만 놔버리려고 행동으로 옮기셨단다. 이거 혹시 그 말로만 듣던 도플갱어? 그 정도로 나와 같았다. 행동으로 옮기신 거만 빼고. 지독한 우울증에 다이어트 스트레스. 만신창이가 되셨다가 스스로를 살리신 그분의 체험담이었다.

멘토 언니의 밥그릇 변천사

'냉면그릇→국그릇→어른 밥공기→아이 밥공기' 헉, 이것도 딱 나랑 같은데. 나도 어른 밥공기까지 왔으나 아직 밥은 두 공기씩 먹는다. 언니는 세 공기를 드셨단다. 하지만 지금은 매끼마다 야채는 냉면그릇 한 사발, 밥은 아이 밥그릇으로 반 공기를 드신단다.

"밥 양 말고 밥그릇을 줄이세요. 밥을 줄이면 누가 뺏어간 거 같아 성질 나고 기분 나빠지더라고요."

오마이갓!!! 완전 공감! 처음 국그릇에 있던 밥을 반 덜어냈을 때 그 분노가 바로 이거다!

헬스장 처음 갔을 때 이 몸으로 운동하면 관절 다 나간다고 바닥에 매트 두툼하게 깔고 다리 들어올리는 연습만 시키더란다. 뭐야, 운동 안 가르쳐주고 겨우 이런 거나 하라고? 막상 해보니 너무 힘들더란다. 다음은 수영장 다니기. 처음엔 가슴 깊이에서 열심히 뛰어다녔다. 이게 무슨 운동이 될까 했는데 물 밖에 나오니 다리가 후들후들. 매일 변해가는 그분을 보면서 강습 중인 아주머니들이 수영은 뒷전으로 놔두고 그분을 따라 했단다.

내게도 수영을 권하셨다. 하지만 목욕탕도 못 가던 내가 약초밭 샘과 홈피 식구들 응원으로 힘을 내서 간 게 고작 1년밖에 안 됐다. 워터파크에서 구명조끼 입고 물에 빠져 안전요원이 건져 올린 최초 1인. 수영장은 완전 부담. 대신 하루 만보를 햇빛 보고 걷는 게 너무 좋다.

"절대로 먹는 것에 스트레스 받지 마요. 그럼 절대 안 빠져요. 부담 없이 즐겁게 먹고 안 빠질까 부정적인 생각은 하지 말아요"라는 마지막 당부에 온몸을 숙여 "감사합니다!!"

옳소!! 가슴에 닿는 지혜의 말씀

그동안 샘이 그렇게 마르고 닳도록 얘기했지만 도무지 가슴팍에 와 닿지 않던 얘기였다. 이제는 다르다. 드디어 내 멘토를 찾았다. 자신의 경험을 즐겁게 얘기해주신 멘토 언니 너무 감사합니다. 어마어마한 실천 내공에 감탄 또 감탄. 지금처럼 즐겁고 아름다운 여성으로 사시길 기도할게요.

결심했다! 은하수의 실천 십계명!

❶ 싸워야 할 직장 상사는 없다. 버럭 악 소리 지르지 말자. 심장 터져 나만 손해다.

❷ 오늘 못 걸으면 내일 더 걷자. 오버하면 무릎도가니 나간다. 연골을 아끼자.

❸ 밥알을 꼼꼼히 세면서 먹자. 남들이 재수 없게 쳐다봐도 천천히 먹자.

❹ 고기랑 술은 평생 먹을 거 이미 다 먹었다. 풀데기는 냉면그릇에.

❺ 걷기 열심히. 딴 운동은 돈 들어간다!

❻ 밥은 아이 밥공기로. 즐겁게 먹고 절대 스트레스 받지 말자.

❼ 탄수화물은 줄이지만 현미밥을 먹는다. 농부님들 노여워 마세요.

❽ 체중계는 일주일에 한 번. 체중 변화 없다 슬퍼하거나 노여워하지 말자. 정체기가 있어도 빠지게 되어 있음을 명심!

❾ 머리가 몸을 망치게 하지 말자! 몸을 속이는 짓은 절대 하지 말지어다.

❿ 내 이야기를 들어주고 말할 수 있는 사람을 찾자(약초밭 홈피가 있으니 걱정 안 함).

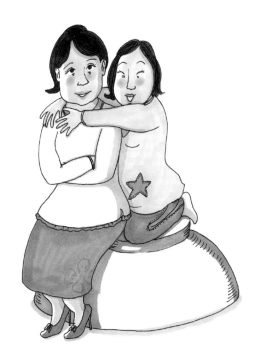

안녕, 나의 자궁

초판 1쇄 발행 2014년 3월 20일
초판 4쇄 발행 2015년 8월 20일

지은이 이유명호 **그린이** 장차현실
펴낸이 이수미 **편집** 권은경 **본문디자인** 명희경 **마케팅** 김영란 임수진

출력 국제피알 **종이** 세종페이퍼 **인쇄** 두성피앤엘 **유통** 신영북스

펴낸곳 나무를 심는 사람들
출판신고 2013년 1월 7일 제2013-000004호
주소 서울시 마포구 양화로 156 엘지팰리스 1509호
전화 02-3141-2233 **팩스** 02-3141-2257
이메일 nasimsabooks@naver.com
페이스북 www.facebook.com/nasimsabooks

ⓒ 이유명호, 2014
ISBN 979-11-950305-5-2 13510

이 도서의 국립중앙도서관 출판시도서목록(CIP)은
서지정보유통지원시스템 홈페이지(http://seoji.nl.go.kr)와
국가자료공동목록시스템(http://www.nl.go.kr/kolisnet)에서 이용하실 수 있습니다.
(CIP제어번호:CIP2014008065)

책값은 뒤표지에 있습니다. 잘못된 책은 바꾸어 드립니다.